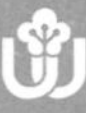

花千樹

物理治療師的
運動場邊絮語

李慧明 著

目錄

第二章
運動物理治療的工具與科技

第三章
體壇上的人與事

代序

大波女星走光、藝人釣金龜、星二代吸毒……這些八卦新聞看完其實毫無得著，甚至有點浪費時間與腦力去閱讀，但偏偏香港人總是喜歡這些閱物。

一直與《立場新聞》合作的海外朋友李慧明，嘔心瀝血終於寫成的《物理治療師的運動場邊絮語》，雖然以體育界場邊八卦吸引眼球，但是認真講解一些專業運動員身上出現的奇難雜症案例，絕對滿足你的八卦慾加求知慾——或者我做科普工作都要朝著這個「八卦 X 科學」的方向做，或可吸引更多讀者呢。

《場邊絮語》有不少篇章提及處理傷患時，做手術未必是最好的選擇，甚至有運動員弄傷延誤治療、醫生判錯症令患者從此失去原有活動力。慶幸自己跑步、打波多年都未曾有過大傷患，有空時才會問問李慧明一些無聊痛症腫脹。然而，近年越來越多人跑步、做運動，很容易一不小心就會弄傷，建議大家宜徵詢多個醫師，否則後悔不堪。

作者身為國家隊隊醫，當然有真故事聽，不過誰是故事的主人翁？那麼讀者便要自己參透了。

小肥波

代序

<u>聽別人故事，如何的春風得意也是人故事</u>

這是一本運動場上的場邊故事書，也是一本哲學書。

Megan是# 903國民教育的嘉賓，也是近年來罕有認識的新朋友。我這種年紀的人，要再找新朋友不容易。我們都有尖鋭的觀察力，也有對「信任」的朋友很容易不小心説漏嘴的特性，所以，也一拍即合。

讀著讀著Megan的書，每一篇都令我想起中學時代生物課鄒Sir説的話：「人類再厲害，再科學，都很難完全用他們的技術去複製人體的器官。」

人類的結構複雜，造物主（如果你相信存在）究竟是一個怎麼樣的「人」，才會做到這樣子的藝術品？而人類又為甚麼會花那麼多時間，用自己的身體去爭取一個又一個所謂的「勝利」？這個過程中，付出過甚麼？風光背後，又要失去甚麼？同時，為甚麼我們活著的時候，總要覺得「贏」了另一個人，方才活得更有價值？

Megan這個看盡體育界各式美好及幽暗面的幕後角色，寫出這麼一本哲學書，也是一種藝術。

健吾

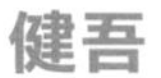

自序

多年前，我和同學在一個長跑比賽做臨場支援。體育記者將我們的工作情況拍下來在報刊報道。照片上的一個女同學被標註為「骨妹」。「物理治療」的刻板印象似乎難以打破，有時連自己也會懷疑，如果到頭來只是做按摩的話，為甚麼要唸那麼多年的書。

直至到澳洲留學，我才發現物理治療師要多讀書，是為了將來可以為運動員和病人提供專業意見，為他們做很多影響一生的決定。我記得第一天到體育學院上班時，就有運動員問我：「傷患如此嚴重，是不是要退役？」

從那天開始，我就把經歷過、聽聞過的傷患故事存起，一個個放上博客。十年過去，承蒙花千樹出版社邀約，將新舊見聞輯錄成書。我亦要感謝幾位男人——代序的小肥波、健吾；提供槓鈴資訊的梁佑文。更不能遺漏的，是運動示範兼「太空船駕駛員」，讓我不管在銀河系的哪裡探索後都能安全著陸地球的林炳丞。

人生無常，原本此書發行之時，應是多年在比賽場打滾生涯的小結；因為一個世紀疫症，東京奧運到執筆之時仍然是未知之數。這一刻，你或許因為傷患感到憤怒、失望和懷疑。但願我說的故事，可以給你一點知識，一點啟發，一點力量，一點盼望。

李慧明

前言：
運動物理治療知多少？

大家肯定聽過「物理治療」，但甚麼是「運動物理治療」？開始閱讀此書之前，讀者們對運動物理治療未必有清晰的概念，為方便大家理解之後的內容，以下提出一些常見的疑問並加以解答：

Q1. 甚麼是運動物理治療？

運動物理治療是物理治療的其中一個專科。在物理治療的入門課程裡，運動物理治療是其中一項選修科。但要成為專科物理治療師，還是要通過不斷進修和吸收實戰經驗。

此處專科的定義是以「病人」群組來區分，而運動物理治療師的主要服務對象就是運動員，包括「週末戰士」等業餘運動員，以至職業運動員。運動物理治療師的工作不只處理傷患的復原，同時也要確保運動員在治療後能恢復受傷前的運動水平。所以運動物理治療師除了會用非藥物及非侵入性治療（詳見Q2）來促進傷患復原外，也要制訂重返高水平運動比賽所需要的最快及最安全策略。

治療以外，運動物理治療師也可以利用檢測和「治療」方法，增強專項的運動表現。因此，即使運動員未必有傷患在身，也可以透過關節鬆

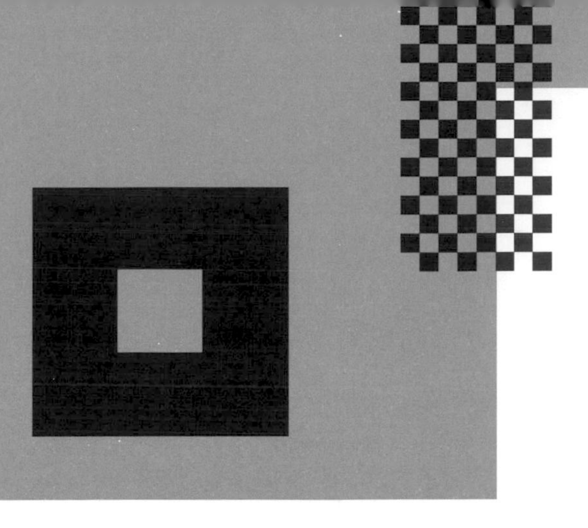

動、小肌肉起動等手法，提升肌肉及關節的活動能力，幫助運動員他日完成更高難度的訓練內容。

另外，如果是隨隊（跟隨比賽團體及隊伍外出或出國工作）的運動物理治療師，他們還有一個重任——預防運動員受傷。專業運動競技中，運動員身價有如天文數字，一旦缺課缺賽等於要球會的投資付諸流水。專業運動員受傷的醫療費用會由球會購買的醫療及意外保險賠償支付，而國家隊則由政府負責支付，當中涉及公帑的使用。站在球會和國家隊的管理角度，管理層也會希望能減少傷患數字，減少相關支出。因此，主診物理治療師要密切注意球隊的受傷數字，若果任何傷患數字有上升趨勢，就要和教練團商討對應措施。例如澳洲芭蕾舞團駐團首席治療師 Dr Sue Mayes 在任期間，成功令團員的髖關節狀況在十八年來都不用動手術，除了令舞團的保險開支大大減少，可以將撥款轉付到舞蹈員發展基金外，Dr Mayes 更在 2020 年獲得英女皇授勳。

隨隊運動物理治療師在運動員練習和訓練期間，主要工作是要負責現場的急救和傷患處理。關於運動物理治療師和救傷隊工作上的分野會在 Q4 再詳述。

還有重要的一點，雖然隊醫（泛指所有跟隨比賽團體及隊伍外出或出國工作的醫療人員）的工作包括要為支援的運動員爭取勝利，但同時必須恪守公平競技精神及遵守反禁藥規管，有責任提醒運動員不要因一時的運動表現而沾上禁藥。

最後，運動物理治療師同時肩負為公眾提供有關運動安全資訊的責任。除了推廣預防傷患的健康教育，也要積極提倡運動可以改善健康的訊息。運動物理治療師需要積極進修、參與和執業相關的研究工作，為同業提供運動傷害的最佳處理方案。

Q2. 運動物理治療師的治療手法是甚麼？

病人和傷者在康復的過程中很多時受到疾病和傷患的影響。不論是疾病引起的痛楚、關節僵硬、肌力衰退，還是感覺神經引起的麻痺、頭暈、氣喘等症狀，都有可能令患者的活動能力受阻及日常生活功能受限。

運動物理治療跟物理治療的治療手法基本上是一樣的，都是透過非藥物及非侵入性治療（例如外科手術）令病患者恢復活動能力及生活功能。治療方法主要有：

- 手法治療：治療師徒手接觸患者，利用不同手法技巧達到治療效果。手法治療可以分以下不同類型：

  (i) 筋肌物理治療，包括以按摩和不同的關節鬆動手法來改善活動能力。近年這類型治療更有儀器輔助，例如脊椎牽拉、按摩槍等。治療耳石鬆脫的暈眩手法治療也屬於手法治療的一種。

（ⅱ）腦神經物理治療，是用特定手法來增強腦中風、腦損傷或腦癱（腦麻痺）等長期臥床患者的肌肉活動彈性，保持或增強身體肌肉在床裡轉動、坐立平衡、起立行走的能力。

（ⅲ）心肺物理治療，主要是透過不同的拍痰手法去協助清理那些阻塞呼吸及引起肺炎併發症的痰涎。

- 運動治療：利用針對性的治療運動來處理關節僵硬、肌力不足、感覺衰退、平衡力及控制不足等問題。另外，治療師會因應受損的功能做模擬訓練，例如助行器的處方和使用、步履訓練等。不少物理治療師也進修普拉提、瑜伽、體能訓練等，獲取相關證書，增加自己運動處方的選擇。

- 電療：利用冷、熱、不同波長頻率的電流、超聲波、激光、電磁波、紫外光等物理媒介達到止痛、消炎、細胞復原的功效。

除此以外，物理治療師也會進行貼布、施針等治療方法。

Q3. 甚麼是國家隊軍醫？如何晉身做隨隊醫官，是否只能由運動物理治療師擔任？

國家隊軍醫是國家運動隊伍隨隊醫官的俗稱，和軍事醫療（military medicine）不同，後者是職業醫學的其中一種，需要照顧海陸空三軍在訓練和上戰場時有可能出現和軍備、環境（野外、水底、航空）、極端氣候的生理變化和相關疾病的治療、預防和研究。

晉身做隨隊醫官行業的途徑有很多。以本人為例，我在澳洲碩士畢業回港後還未得到體育學院的聘書前，曾在公立醫院、私人機構和大學工作過一段時間，同時也承接一些香港足球代表隊的應召在海外比賽中擔任支援工作，一直到後來體育學院登招聘廣告才應聘，就此開啟了隨隊醫官的生涯。

隨隊醫官一般是醫生和物理治療師擔任。在美國、加拿大等地，這項工作也可以由脊骨神經科人員（chiropractor）、整骨醫師（osteopath）和運動防護員（athletic trainer）負責。富規模的球隊會聘用全職物理治療師和防護員，醫生則以兼職顧問形式兼任。三者在執業範圍有所重疊，在不同運動項目的分工都會略有不同。例如運動員受傷流血，那就要看受傷的嚴重程度，簡單的傷口護理可以由防護員或物理治療師完成；如果是脫臼、傷口太大需要縫針的，則要由醫生處理，團隊間要有共識甚麼情況是由誰來負責。

由於這些都需要註冊醫護人員資格，所以有興趣入行的話，首先必須根據當地註冊醫護的法例修讀指定大學課程，再得到當地的執業資格。有志做隨隊工作的醫護人員，一般在求學時期就需要在業餘隊伍跟隨主診醫護支援練習和比賽，再透過這些曝光引起球員和教練團的注意，得到畢業後正式受聘的工作機會。

如果要到國家和職業隊工作，現在的入行門檻至少需要有相關碩士專科程度。在香港，物理治療師通常除了有臨場經驗以外，會再修讀香港理工大學的運動物理治療碩士課程，或香港中文大學的運動醫學碩士課程，才可以達到招聘的門檻。澳洲物理治療學會則同時採用兩套階梯達到運動專科冠名（Australian Physiotherapy Association Titled Sports and Exercise

Physiotherapist）甚至院士（Fellowship）資格。第一個方法是修讀經學會認證的專科碩士／博士課程，第二個方法是累積五年或以上相關經驗後，透過參加指定短期課程及通過考試獲得專科資格。在澳洲，若果物理治療師未被冠名而自稱運動專科物理治療師是犯法的。

另外，因為運動員練習期間未必有救護人員在場，隨隊醫官更新急救和心肺復甦法證書也是指定動作。某些運動（例如欖球）更需要駐場醫護修讀指定的臨場創傷處理證書課程，並熟習球員在場內受傷後，由球場到送上救護車前的處理程序，才可以參與國際賽事的駐場醫護工作。

Q4. 國家隊軍醫的工作內容是甚麼？跟一般救傷隊有何不同？

隨隊醫護駐場和主辦機構提供的醫護服務都不盡相同。主辦機構的醫療支援主要是確保運動員、賽事職員、義工和觀眾的安全及傷患處理。而隨隊醫護關心的只是自己隊伍的運動員代表安全，並協助他們將傷患風險減至最低。

視乎賽事的風險程度，主辦機構會安排不同專業程度的醫療支援，由一般社區賽事的義務救傷隊，到例如綜合格鬥、一級方程式賽事等高風險賽事需要的運動專科醫生為首率領的醫療團隊，確保賽事在安全和公正的情況下進行。隨團醫護由隊伍支薪，因此他們的支援工作比普通醫療人員多一份責任，就是要協助團隊贏得比賽。可是，場邊的隨隊醫護可以如何協助運動員取勝？

例如在綜合格鬥比賽裡，隨隊醫護需要著重賽事前後的傷患預防、處理和恢復工作。賽事期間，若果運動員受傷，必須由主辦機構指定醫護檢查傷勢，決定運動員是否適合繼續比賽，隨隊醫護不得在運動員受傷期間進繩圈支援，只可以在休息期間處理輕微傷患。至於劍擊項目中，如果主辦機構醫護檢查傷勢認為可以在簡單治理後繼續作賽的話，裁判就會容許隨隊醫護在五分鐘限時內處理傷患，隨隊醫護需要把握機會盡快處理好運動員的傷勢，讓他們可以繼續投入比賽。

足球、欖球賽事方面，雖然場內有主辦機構醫護在場協助，不過運動員比賽途中發生傷患的時候，一般都是由隨隊醫護處理，所以他們在協助運動員盡快治理傷勢，以及爭取最好表現方面同樣扮演著重要的角色。

有時候過分積極取勝的決心，有可能誘導團隊觸犯道德界線。在足球、欖球賽事處理中途傷患時，裁判需要決定隨隊醫護進場還是在場邊治理，訂立這規則的原意是基於賽事可觀性的考慮，令賽事不會因為球員受傷而嚴重影響節奏，不過規則存在的灰色地帶，曾經成為了隨隊醫護鑽空子的機會。

2009 年英格蘭喜力盃八強，Harlequins 對 Leinster。當時 Leinster 隊領先 Harlequins 一分，Harlequins 在場中沒有射手，但已用盡所有策略性換人名額，情況不妙。

欖球賽事中有兩種換人情況。第一種是為了贏波的策略性調動，另一種是因為球員受傷的必要調動。然後，奇怪的事情就發生了——場中 Harlequins 的翼鋒球員 Tom Williams 不知道撞到哪裡，滿口鮮血，球證不得不叫暫停，Harlequins 見到球員受傷，順勢將射手換進去頂替那受傷的球員，結果 Harlequins 在最後的數分鐘比賽拼盡全力取得勝利。

但奇怪的是，天空電視台拍到 Tom 向教練打了個曖昧的眼色，眾人開始對「受傷」一事起疑心。直至比賽後，事件被揭發，原來球員 Tom 當時咬破了物理治療師 Steph Brennan 預先準備的假血包，從而得到一次換人機會。到了更衣室「療傷」時，球會醫生 Wendy Chapman 更順水推舟，為了圓謊特意用手術刀在 Tom 的口腔內戳了個新傷口。

事件引起軒然大波，歐洲欖球總會更揭發這陣容已有多次利用假血包搏取換人機會的前科，經紀律聆訊後，決定重判「主謀」總教練 Dean Richards 停賽三年，但之後竟然有職業球會以顧問形式聘請他為技術總監，令他得以逍遙法外；球員 Tom 被停賽一年，經上訴後減刑至停賽四個月；至於醫生 Wendy 呢？甚麼事都沒有。他在醫務委員會聆訊間扭盡六壬，更用自己患上癌症作抗辯理由，最後只是收到書面警告及事件在醫務委員會的網頁上留名兩年的懲罰。

物理治療師 Steph 被停賽兩年，英國物理治療師管理委員會原先裁定以停牌作為處罰，經年上訴後才可以得直，他在英國管理局停牌期間周遊列國，到阿塞拜彊球隊當隨隊物理治療師，到近年才輾轉回澳洲老家私人執業。

到職業球會做隨隊物理治療師是很多物理治療師追求的事業高峰。球隊一時輸贏，物理治療師在場上的決定，可以是一念天堂，一念地獄，希望各位同業能緊守道德底線，不要因勝負慾望而犯上破壞公平競技原則的錯誤。

Q5. 女性會比較難入行做隨隊醫官嗎？女醫官會被性別歧視嗎？

在國外，因為很多職業球賽都只有男球員，所以招聘的大多是男治療師。早年更有傳媒揭發，曼聯前領隊費格遜用球會正式信函拒絕一位女物理治療學生的實習申請，原因只是因為她是一名女性，事情一度成為報章頭條。不過，近年開始已有少數女性醫護成功進入職業球會這類男性主導的隊伍中工作。

一般在職球員和觀眾都是以男性為主，女治療師因此曾經吃盡苦頭。以前職業球會未有預算聘請物理治療師隨團，治療師白天在醫院上班，晚上才會隨隊操練，週末比賽。遇上球隊輸了比賽，男人就有可能將不滿發洩在女治療師身上，用的很多都是帶有歧視和性騷擾的字眼。到近年女醫生和治療師為不同隊伍爭取到好成績，在職球員和球迷才開始對女醫師另眼相看，有多一份尊重。

不過，在新加坡和香港，女性的身份反而成為優勢，因為物理治療師替運動員檢查、治療都涉及身體接觸，如果是男治療師為女運動員做檢查和治療要有監護人（chaperon）在場，確保女性在過程中沒有受到不應份的對待。反觀如果是女治療師為運動員診症，很多時候都沒有這項要求，雖然招聘廣告沒有明文顯示，但女子隊，尤其是青少年隊伍，都會偏好聘請女性做隨隊物理治療師。

Q6. 成為軍醫要有甚麼特質？軍醫都要精於運動嗎？

運動物理治療師和運動員不止是醫患關係。除了需要有一般醫護的觀察力、耐性、分析能力、同理心外，治療師要懂得和教練、領隊、行政人員、運動員、體能教練、生理學家、心理學家、生物力學專家、營養師等同事合作，發揮團隊精神，良好的交際手腕也利於勝任。

和其他物理治療專科不同的是，運動物理治療師因為經常要在短時間內作出決定，例如在比賽期間需要極速判斷受傷的運動員能否繼續作賽，或在運動員受傷後快速為運動員和教練團規劃復康藍圖，所以運動物理治療師都予人「轉數」比較快的感覺。

雖然不少運動物理治療師都是曾經受過傷的退役運動員，對運動傷患會有確切理解，但這並不代表一定要是運動員才可以是好的運動物理治療師。不過，因為運動物理治療師要舟車勞動、搬動行李和大型醫療器材，到有球員受傷時又要衝刺跑往現場了解狀況，所以正確來説，應該是有良好的體能才是最重要。

Q7. 運動員做藥檢都關隨隊醫官事？

一般成年運動員做藥檢都不用隨隊醫護陪同。未滿十八歲的運動員則需要成年人陪同進藥檢室，但不一定是隨隊醫護負責。因為藥檢程序需時，有時時間會較長，如果治療師在比賽結束後的有工作在身，領隊或者其他職員都可以陪同運動員到藥檢室。另一種情況是，隨隊運動員需要隨隊醫護幫忙翻譯，方便和藥檢職員溝通、理解藥檢相關文件的條款和簽署，這時候隨隊醫護都需要負責陪同運動員進行藥檢。

運動員是否通過藥檢不會即時得到結果。若果運動員對不同禁藥呈陽性反應，相關反禁藥組織會進行紀律聆訊，徹查事件及相關人士責任。

運動員跟隊伍正式簽約前都需要進行體檢，申報正在服用的藥物和補充劑。隨隊醫生除了身體檢查，根據運動員情況轉介做不同測試（如心電圖、X光、磁力共振等）外，亦要細閱這藥物申報表。若有發現相關藥物或物質有可能觸犯禁藥規則，醫生會約見運動員商討解決方案，適當時候會為運動員向反禁藥組織申請藥用豁免（Therapeutic Use Exemption, TUE）。

不同運動項目的全季和比賽期禁藥名單都會不同，隨隊期間若運動員有任何關於用藥的查詢，物理治療師需要從旁協助，適時轉介禁藥組織職員或專科醫生。

Q8. 隨隊軍醫是優差？薪酬理想嗎？有沒有晉升機會？

體育學院的話，通常是根據當地公立醫院物理治療師的薪級點作為參考，有機會由物理治療師晉升至高級物理治療師。在新加坡，若果是全職治療師隨隊出賽，薪酬是視乎目的地提供多少出差津貼而定。

外國職業球會方面，剛入職時主要需要負責青少年隊、三隊或二隊，最高晉升至一隊首席治療師，甚至是管理體能教練、運動科學家的表現總監。薪金會根據球隊的比賽等級和財政預算制訂。

另外，也有一些私人執業的物理治療師承包球隊的醫療支援，這視乎治療師或其診所和球會協商後制訂合約支薪。

任職私人機構治療師的薪金會稍為優越。但因為隨隊支援練習和比賽的時間都頗長，好一些頂級賽事為要吸引觀眾入場而安排在公眾假期舉行，例如英格蘭足球超級聯賽「聖誕快車」在聖誕新年期間無間斷的賽期，近至香港的農曆年賀歲盃足球賽，治療師都因為比賽而沒辦法和家人朋友共渡佳節。如果是隨單車、三鐵、帆船、獨木舟、划艇、乒乓等項目隊伍出差，更需要長駐外地，有可能大半年時間都不會在家。如果將出差的時數攤分成月薪，隨隊運動物理治療師的時薪有可能比不上醫院或者私人執業同業。所以很多時候，唯一支撐治療師繼續努力工作下去的，是支援運動員爭取佳績的成就感。

本篇參考資料：

Bulley, C., Donaghy, M., Coppoolse, R., Bizzini, M., van Cingel, R., DeCarlo, M., Dekker, L., Grant, M., Meeusen, R., Phillips, N., & Risberg, M. (2004) Sports Physiotherapy Competencies and Standards. *Sports Physiotherapy For All Project*. Retrieved from: www.SportsPhysiotherapyForAll.org/publications/

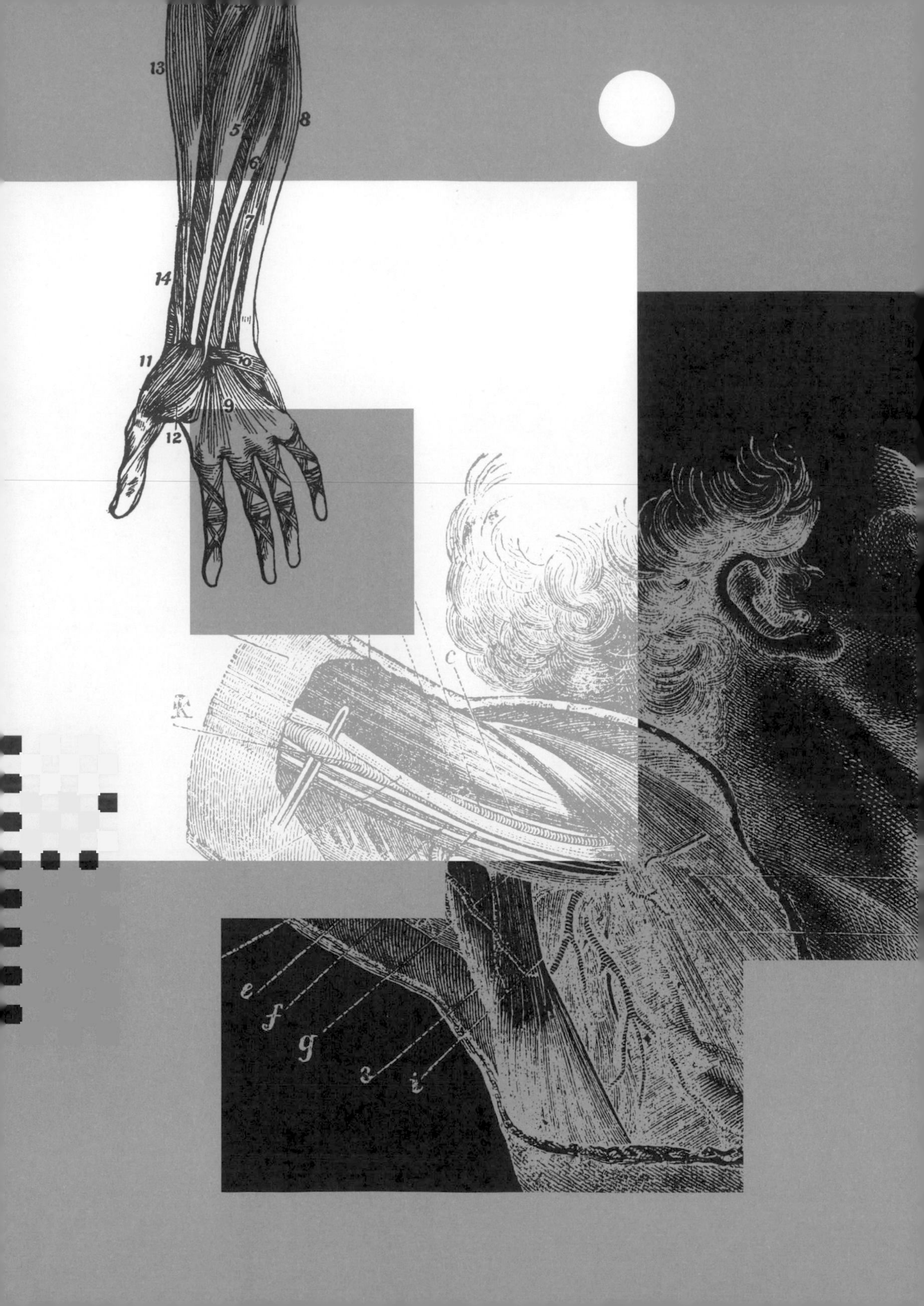

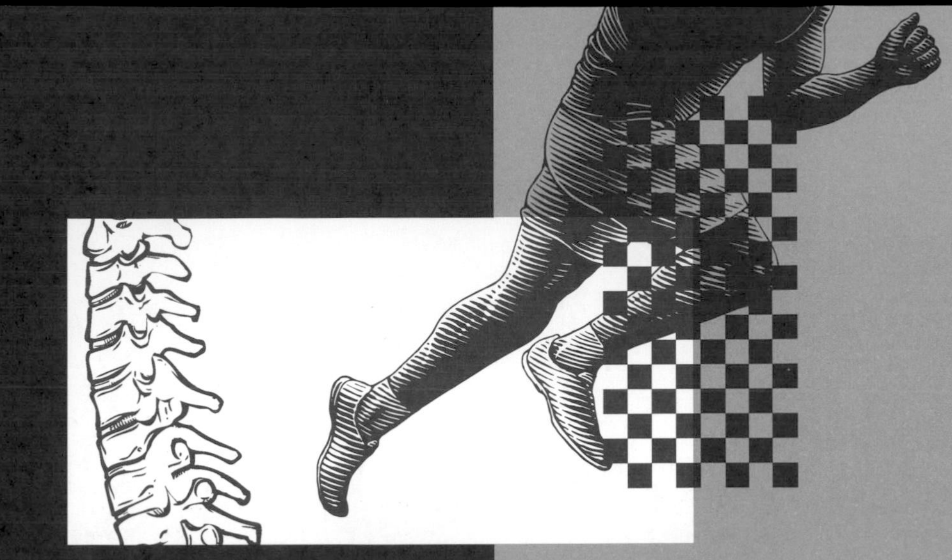

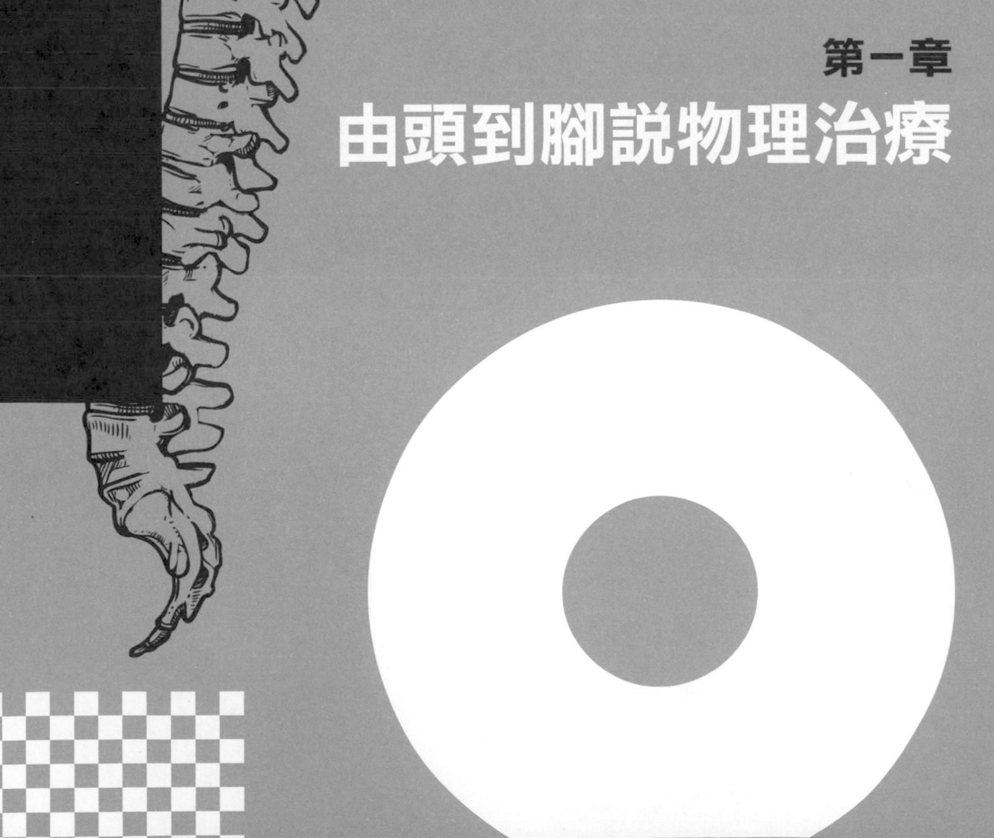

第一章

由頭到腳說物理治療

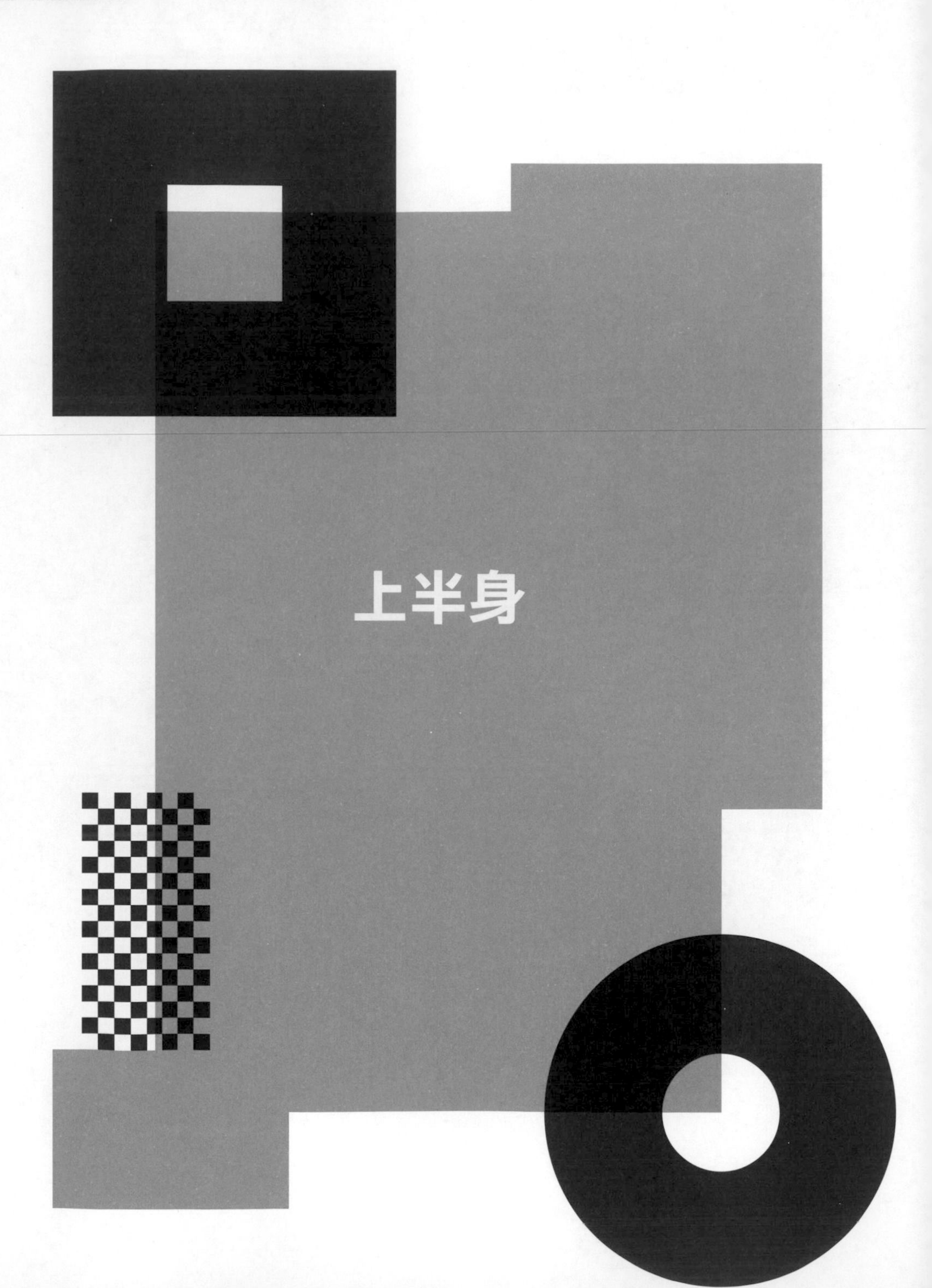

上半身

足球員頭鎚的震盪

本地球迷可能對 Andy Wilkinson 沒有甚麼印象。「我在史篤城長大，從小就聽過球會的威水史了。所以可以為史篤城效力，是我一生人的夢想。」這名右後衛是史篤城的 N 朝元老。

他在 2001 年首度亮相職業聯賽，雖然經歷過嚴重傷患，但每逢出場都有表現。一踢，便踢了十四季。

2015 年足總盃對布力般流浪的賽事，他被一記罰球擊中眼窩。「就像車頭燈壞了，一閃一閃的。我以為沒事，到事後隊友發現我跑步舉止有點怪異，才被教練換出。」隊醫問他球賽即時的比數是多少時，他竟然支吾以對，隊醫連忙送他往急症室。醫生知道他在球場有點恍惚，但沒有失去過知覺，也沒有平衡力問題。不過畢竟曾經失憶，他循例被送去照腦掃描，沒有發現異常，醫生故此同意他出院休息。

一般來説，如果運動員在練習或比賽期間撞到頭顱，就算當時仍然清醒，都不能即時排除運動員有腦震盪或腦損傷的風險。因為很多時大腦受過震盪，在一般電子掃描和磁力共振檢查中也沒法找到端倪，所以診治方法主要靠臨床症狀主導，主要分為以下類別：

痛症	持續性或復發性頭痛
運動功能失調	動作失去協調，平衡力衰退
感官失調	聽力衰退或耳鳴、視覺有重影、暈眩、對特定的光源和聲音過敏
認知障礙	失眠、疲倦、焦慮、躁動不安、思緒紊亂、專注力不足、對周遭環境過敏、難以理解指令和接收資訊、感到迷失及其他腦神經相關症狀
語言能力	難以找到適合用字表達所想、口齒不清

症狀通常會根據腦額葉受影響情況而有不同表現，例如，若是頭側的顳葉（temporal lobe）受到震盪，患者的聽覺和語言能力會受到較大影響。一般人會以為頭顱直接受撞擊的部分就是額葉受影響的位置，但更常見的是，腦袋經撞擊後，腦組織因為離心力撞向另一面頭蓋骨，結果令腦震盪症狀和一般的預計大相逕庭。

頭蓋骨裡面，大腦組織和腦膜中間其實被腦脊液覆蓋，有卸力作用；但人類和啄木鳥不同，頭蓋骨有繫帶連住大腦組織，所以人類的腦袋不能像啄木鳥一樣可以每天晃動數千次啄開樹木而不會感到暈眩。運動員表面上沒有傷痕，但實際上可能已千瘡百孔。令情況更複雜的是，腦震盪超過80% 會連同頸椎一起受傷，因此醫護更要分辨這是頸原性症狀還是腦震盪症狀，令診斷和治療更棘手。

「醫生，那我是否可以復出下星期聯賽？」

「我不知道。你還是先好好休息吧。復出的事，從長計議。」

一步出急症室，其他的事情已經和急症室醫生無關。這跟在運動場邊工作的醫生不一樣，急症科醫生不知道就算腦掃描結果正常，回到賽場，仍是需要循序漸進地控制運動量，完成整個練習流程大約需要三星期[1]，並不是 Andy 以為睡一覺會好，明天可以復操的情況。

腦震盪的復操指引

腦震盪的復康治療需要由不同的醫護專業團隊根據以上不同狀況判斷。醫生和物理治療師一般都會遵從世界欖球協會的復操指引，大致分為六個階段（見 P.28 表 1.1）。

每個階段都需要維持最短二十四小時，若果活動引起任何症狀，就必須將進度暫停在之前一個階段，待症狀完全消失後才繼續康復活動。

腦震盪問題的源由

在恢復治療期間，物理治療師較常收到醫生轉介處理暈眩問題。腦震盪問題主要分為由中樞神經、前庭（內耳）動眼和頸椎（又稱為「鞭甩症候群」，whiplash associated disorder）引起的相關症狀。

中樞神經引起的暈眩通常是因為運動期間的心跳率上升所致，檢查方法一般是做運動心電圖，追踪運動期間的心率概況，觀察有無症狀發生。若遇到這類症狀，醫生會處方止暈藥物，物理治療師則會根據症狀逐漸增加帶氧運動量，確保在安全的情況下有足夠的運動量。

1 國際奧委會、國際足協、國際冰球聯會、國際欖球聯會及國際馬術聯會定期更新 SCAT 5 臨床腦震盪指引，指引醫護人員如何決定運動員撞頭後是否適合重返練習和比賽，何時需要轉介作進一步檢查和治療。

階段	康復階段	可進行的運動	目的
1	身體和認知上的休息	不能進行運動、駕駛、上班或上學等任何需要記憶力、判斷力等功能的活動，讓身體和大腦可以充分休息。	恢復
2a（若症狀維持二十四小時以上）	可進行所有不會引起症狀的日常活動	只要不引起症狀，日常生活的活動都可以進行。如有需要，應停止上班和上學。	在不會誘發症狀的情況下逐步恢復日常生活
2b（若症狀在二十四小時內痊癒）	進行輕微帶氧運動	十至十五分鐘緩步跑、游泳、健身單車。停止重量訓練，並須在進行運動後二十四小時沒有引起任何症狀。	逐步讓心跳加速
3	運動專項訓練	跑步訓練，但仍然禁止頭部撞擊的動作。	逐步增加和運動專項相關的動作
4	非撞擊性的技巧訓練	運動專項相關訓練，例如傳球等訓練，考慮增加重量訓練。	在身體和認知上增加和運動專項相關的訓練負荷
5	接觸性訓練	由醫生臨床判斷狀況適合，返回正常訓練狀況。	恢復訓練信心，由教練觀察運動員的相關技巧和有沒有行為轉變
6	復操	正常訓練週期。	

表 1.1 世界欖球協會關於腦震盪的復操指引
資料來源：World Rugby.（2017）. *World Rugby Concussion Guidance*（3rd ed.）.

前庭動眼引起的暈眩通常和頭部撞擊後對腦幹和內耳影響相關，因為頭部撞擊導致視力在搖頭和點頭動作下不能聚焦，也覺得周遭環境天旋地轉，繼而影響平衡力。除了可以找耳鼻喉專科醫生診治外，物理治療師也可以根據病情訓練眼球的前庭動眼反射，練習眼球在頭部轉動不同方向時，視線仍然可以聚焦在目標位置。另外，站立和運動專項相關的平衡力訓練也是治療方案的重點。

腦震盪個案中，有超過 80% 會同時扭傷頸椎。在頸椎第一二節有很多感應神經，若有拉傷，會影響頭部姿勢反射、頸椎動眼反射及視力聚焦，引起頭暈、頸痛、頸原性頭痛等症狀。此情況下，物理治療師可以施行手法治療，透過提升頸椎活動靈敏度和小肌肉起動等訓練去改善病情。

頭鎚對球員的腦功能影響

愛因斯坦醫學院的 Dr Michael Lipton 曾率領研究團隊研究頭鎚對球員的腦功能影響，召集了二十二名業餘球員做頭鎚動作。之後的磁力掃描顯示他們的神經肌肉控制額葉有抑制狀況，表示腦袋有輕微震盪，症狀還有可能持續兩星期以上，同時，短暫記憶亦會受到影響。

説回 Andy Wilkinson 的經歷，他第二天早上醒來，感到天旋地轉，還失去了一邊視力。他心知不妙，連忙一仆一拐找隊醫幫忙。尋訪多位名醫，甚至動身去美國，但得到的答案都是一樣——等。他們都説，時間會沖淡一切。那年 Wilkinson 才二十九歲，體能這回事，人生可以有多少個十年？

史篤城將他外借到英冠米禾爾，保持狀態之餘，也盼有一天他可以重投高水平賽事。但他每一次嘗試「爆傷」作高強度訓練或比賽時，血壓就會上升令視力變得模糊，甚至教他天旋地轉；隊友都説他性格變得火爆，經常和教練、球證吵架，誰也擋不住。

終於他熬不過漫長的等待，在 2016 年 2 月透過球會正式宣布退役。史篤城為這位忠臣表示謝意，仍然開出半年不用上陣的球員合約，讓他可以繼續在球員健身室做復健。

Andy Wilkinson 不是足球界裡少數因嚴重腦震盪影響職業生涯的人。曾經踢過西布朗，更為球會擊敗愛華頓勝出 1968 年足總盃的 Jeff Astle 在壯年期間患上阿茲海默症。他離世後，家人同意法醫 Dr Willie Stewart 進行解剖及死因研訊，發現他的腦袋有慢性創傷性腦病變（chronic traumatic encephalopathy），和不久前教美式足球界風聲鶴唳的屬同一類型。法醫相信原因和早年足球的規格比現代足球更厚更重相關，所以頂頭鎚時的撞擊力會更大，法官最後判決 Astle 的死因為「工業意外／職業創傷」。

曾在 1966 年勇奪世界盃冠軍的英格蘭隊伍中，其中八位仍然在生的球員，有四位證實有失智狀況或記憶力衰退。1957 年足總盃冠軍阿士東維拉隊伍裡，更多達五位球員死於阿茲海默症。

「這很不尋常，所以要尋找頂頭鎚對大腦功能的影響。」工程師 Eric Nauman 和 Larry Leverenz 對美國頂級女子足球聯賽球員進行研究，在她們耳後裝上感應器，結果發現她們腦袋（不是頭殼）受到的撞擊力和已經證實會令運動員失智的美式足球及拳擊的撞擊力差不多對等。磁力共振亦顯示腦袋有輕微受損跡象。雖然平均腦功能沒有明顯改變，但當他們看見一個在全季頂頭鎚頂得最多的球員記憶力衰退是最快時，心裡沉甸甸的。他們本想進一步在頂級職業球員進行實驗，可惜得不到球會、國際足協或其他研究基金支持。

亦因為美式足球員已有大量進行中的訴訟，美國現時已經禁止十二歲以下足球員做頂頭鎚動作。但國際足協表示，這個規定只限於美國執行，沒有計劃推展到全球。

Astle 的遭遇就跟小説和電影《震盪真相》的情節倒模般上映。Astle 女兒 Dawn 以父親名義成立基金會，為懷疑因為頂頭鎚而受到腦震盪影響的球員提供檢查和治療支援。聽説，她的服務名單裡有不少大牌球星的名字。

至於本文主角 Wilkinson 呢？原來學前港超南華隊長陳偉豪般轉行做房地產經紀。「我的人生似乎要重新開始了。雖然，足球還在我的血液裡。」

本篇參考資料：

Ellis, M. J., Leddy, J. J., & Willer, B.（2015）. Physiological, vestibulo -ocular and cervicogenic post-concussion disorders: An evidence-based classification system with directions for treatment. *Brain Injury, 29*（2）, 238–248. http://doi.org/10.3109/02699052.2014.965207

Lipton, M. L., Kim, N., Zimmerman, M. E., Kim, M., Stewart, W. F., Branch, C. A., & Lipton, R. B.（2013）. Soccer heading is associated with white matter microstructural and cognitive abnormalities. *Radiology, 268*（3）, 850–857. https://doi.org/10.1148/radiol.13130545

Concussion in Sport Group.（2017）. Sport concussion assessment tool–5th edition. *British Journal of Sports Medicine, 51*, 851–858.

World Rugby.（2017）. *World Rugby Concussion Guidance（3rd ed.）*.

要威？梗要戴頭盔

宏觀世界體壇大大小小不同的受傷畫面，要數當中最嚴重的意外，其中之一應該是澳洲板球明日之星曉士（Phillip Hughes）被板球擲死的一幕。

澳洲省際賽中，代表南澳的曉士被對手新南威爾士擲的板球擊中頭部。雖然板球擊球手有頭盔保護，但球偏偏擊中頭盔沒有包覆的耳側前頸位置，結果被強而有力的球撞擊致頸動脈撕裂，連帶腦網狀動脈出血。他在醫院昏迷了兩日，最後也熬不過他的二十六歲生日。

事件發生前，從來沒有人想過板球是一項可以死人的運動。傳說板球界曾經推出可以保護前頸位置的頭盔，但最後沒有人戴——因為頭盔不好看，在球場上戴起來不夠帥。每次要檢討撞擊性運動的保護裝備，減少意外時，很可惜，一定要意外夠嚴重，肇事運動員也要夠出名才有這機會。

本可避免的意外

同樣道理也適用於全世界最安全的搏擊運動——劍擊。大家可能驚訝，劍擊無論是專業級還是菜鳥級的受傷／死亡率都比欖球、美式足球、足球、籃球，甚至排球還要低。大家現在見到的全副裝甲，包括厚硬的面罩、不容易折斷的劍尖及保護衣厚得可以防子彈的裝備，其實與數十年前相比是天淵之別，這也是前世界及奧運冠軍 Vladimir Smirnov 用鮮血換回來的。

事情發生在 1982 年意大利羅馬舉行的世界錦標賽，男子花劍團體決賽中。最後一局通常是最強對最強，前蘇聯劍手 Smirnov 和前西德劍手 Behr 在一次對攻中短兵相接。Behr 的劍尖刺中 Smirnov 胸口，但劍條同時因為衝擊力太大意外折斷了，結果 Behr 連人帶著斷劍向前衝，傾斜地刺穿了 Smirnov 的面罩，通過眼窩刺進大腦。

六呎二的劍神在台上一命嗚呼，雖然送院時已經被診斷為腦幹死亡，但仍在深切治療部以機器維持呼吸九天後才正式宣告不治。當時同類的意外其實不是第一次發生，他的隊友 Vladimir Lapitskogo 在 1980 年奧運也曾經在比賽時被波蘭對手的斷劍刺破保護衣。不知道幸運還是厄運，那次斷劍只刺中了肋骨，沒有直插心臟，可能也因此沒有引起世界對劍擊安全的關注。若當初可以早點檢討器材，體壇就無需痛失一位傳奇。

愈安全，愈好勇鬥狠

不過也有人説，保護裝備愈多，裝甲裡面的運動員就愈好勇鬥狠，在運動場上做的動作就更危險。板球歷史悠久，也到 1970 年代才開始規定擊球手要戴頭盔比賽，再將此慢慢擴展至學校比賽。有板球前輩謂，以前擊球手在沒有戴頭盔的年代，球手為了自保通常會保持較遠的擊球距離，到現在頭盔漸趨普遍，球手就進取地打「勾球」(the hook)，即是等到球差不多到自己鼻前才將球擊出。因為有頭盔，所以自我保護的意識也相對下降，反正就算打失了，球向著自己面前衝過來也有頭盔保護，只是大家沒有想到會出現曉士這樣百密一疏的意外。

其實眾多美式足球、棒球、欖球、曲棍球的研究也顯示，就算頭盔有多厚，牙膠怎樣在撞擊下減少對顳頜關節（俗稱牙鉸）的壓力，最多都只能減少對頭蓋骨的撞擊，卻不能減低球員在球場受到衝擊後的腦震盪（concussion）反應。除了外物對頭盔的撞擊外，因為頭盔和牙膠都不能保護頸椎以下位置，兩者都不能減低頭部受到撞擊的旋轉力（例如拳擊運動員被對手擊中面頜）或者是運動員跌倒時從肩膊、手肘、脊椎著地，甚至是其他對手的頭盔傳到腦袋的撞擊力。故此，縱然保險公司可能不太喜歡，我接觸過的運動頭盔都彷彿故意地留些空隙，教運動員無論如何也留點危機意識。例如劍擊用的面罩後方，基本上都是空盪盪沒有甚麼保護的。這是因為劍擊比賽規則不許劍手從後攻擊，運動員的後腦勺應該能倖免於難吧。

不過到了2014年，我又要改變我的想法。香港佩劍代表林衍聰在世界錦標賽個人分組賽時就被對手扑頭——佩劍是唯一沒有劍頭在劍尖的劍種，加上武器構造較纖薄，對手把劍向前擊打，劍身撞到面罩前端，劍尖順勢繞過頭再打到完全沒有保護的後腦勺。

然後，在亞運會男子團體項目比賽，哈薩克的對手使用同一種技巧，恰巧打在他後腦勺同一個位置。神探伽俐略說：「事情重複發生必定有它的理由。」或許某一日，國際劍聯會規定所有人都要再花錢買新設計的面罩，好好保護自己的後腦勺。

在此，我祝大家鴻運當「頭」。

本篇參考資料：

Barbic D, Pater J, Brison RJ.（2005）. Comparison of mouth guard designs and concussion prevention in contact sports: a multicenter randomized controlled trial. *Clinical Journal of Sports Medicine. 15*（5）, 294–298.

Christopher M. Bonfield, Samuel S. Shin & Adam S. Kanter.（2015）. Helmets, head injury and concussion in sport, *The Physician and Sports Medicine, 43*（3）, 236–246. DOI: 10.1080/00913847.2015.1039922

Hoshizaki, T. B., Post, A., Oeur, R. A., & Brien, S. E.（2014）. Current and future concepts in helmet and sports injury prevention. *Neurosurgery, 75*（Suppl 4）, S136–S148. https://doi.org/10.1227/NEU.0000000000000496

阿娘的後裔

在新加坡工作和香港最大的分別，是前者的病人名單會有服役軍人。男生高中畢業後，會因應升學軌跡決定到國防部報到的歲數。如果升讀的是理工學院或者大學，他們會先服役再上課。如果考上的是醫科，因為軍隊訓練已融入在醫科課程裡，所以他們就不用再額外花時間學行軍技能，畢業後可以直接成為醫務軍官。因此除了薪高糧準外，男生考醫科的最大動力應該是可以不用額外花時間服兵役。

本地人，尤其是男人，覺得服兵役是所有匹夫要盡的義務，也是男生蛻變成男人的必經階段。在兵役訓練中，除了體能和軍事訓練外，還有幾件事是當兵必定要學懂的——福建話（尤其是粗口）、抽煙（不論你最後會否上癮）和討好上司。

當然，否定新加坡強制服役制度的本地人也不少，認為這是浪費青春。例如《我的超豪男友》（*Crazy Rich Asians*）原著作者 Kevin Kwan 就因為一直沒有服役而被國防部通緝，電影版在新加坡上映時也不能出席宣傳活動。因為只要他一到新加坡，就算只是過境，都會由樟宜機場送去樟宜監獄。

甚至如奧運冠軍史高寧（Joseph Schooling）到執筆時也只能暫緩服役，好讓他在花樣年華繼續為國爭光。若果里約奧運中他沒有贏到菲比斯，現在他應該是穿著迷彩軍服，揹著大背包在德光島軍營吃泡麵，喝他最喜歡的美祿恐龍。很多人認為他會在退役後為了逃避兵役而拿張綠卡一去不回。然而，畢竟是鎂光燈照亮著的金童，這回事恐怕沒有想像般易如反掌。當然，到他退役差不多三十來歲的時候，回到國防部和十八九歲的小伙子同一旅，又將會是另一種光景。

一代不如一代？

不過就算乖乖入伍的，也難免被老一輩指指點點他們一代不如一代。曾經有一張經典的新聞圖片——剛從軍營出來的兵哥兩手掏掏，那個本應背在他身上的沉甸甸背包竟然扛在隨行的傭人身上。

畫面就像小孩上完幼稚園要傭人拿書包，只不過小孩和書包都變得很高、很大。調侃的說話在網路上瘋傳，由女人撐起半邊天，到有人建議國防部應該高薪從鄰近國家輸入女性勞動人才作僱傭兵等留言比比皆是。回家的路上都是豪宅，兵哥難免被認為嬌生慣養。國防部也發聲明，當事士兵要接受輔導，連官方電視台的趣劇都拿此事揶揄一番。

在我的診症工作經歷裡，也曾接觸過服役軍人患者。治理這類強制服役軍人的傷，同事和前輩都告誡重要的一點——醫護要懂得分清楚症狀是真的，還是被誇大了的。

有次有個兵哥因為腰痛求診，在診症室示範彎腰以檢查腰椎情況的時候，結果只彎下十來度已經教他死去活來。到當天診症結束後，和櫃檯同事談起這個兵哥，發現我看到的和同事看到的不大一樣。因為兵哥是第一次求診，需要先填寫登記資料。就在兵哥站著書寫的途中，原子筆從手上滑掉到地上，他毫不猶豫地用上薛家燕在《皆大歡喜》的經典十字步再彎下腰將原子筆拾起來繼續填寫，臉上一點痛苦的表情都沒有。因此，我將我的臨床紀錄和櫃檯同事的口供提交國防部，也不知道兵哥最後的發落是甚麼。

受了傷卻不想痊癒的，已經變成這群兵哥的典型心態。康復了就要繼續幹粗重活，如此為甚麼不好好放個工傷假，涼著冷氣坐在寫字樓打字，準時下班？

我不知道軍訓和文案工作，哪一種比較蹉跎歲月。

新一代抗壓能力不足？還是上一代過分保護？

同事傳來另一個骨科門診櫃檯的故事。一個兵哥持續腰痛求診，媽媽身穿一襲藍靛色長裙，腳踏著鑲了 Swarovski 水晶的高跟拖鞋，光芒四射地進入診所，髮髻梳得高到差點卡到診所門楣。聽說，兵哥在磁力共振照不出甚麼端倪，應該是因為軍訓突然增加了運動量所以引起不適症狀，正常做點復健就能恢復訓練。但媽媽甫出診症室就一直纏著櫃檯的小姐們。

「為甚麼訓練豁免期會這麼短？」

「因為只可以寫到醫生覆診的日期，然後醫生要再檢查才可以決定是否需要延長啊。」

「這麼短啊，怎麼夠時間休息，應該多寫三兩個月嘛……」

「醫生覺得要延長就自然在下次覆診再寫給你。」（乖啦……）

然後她又轉移糾纏物理治療轉介信。

「為甚麼物理治療這麼早就要開始？不是應該休息兩三個月才開始的嗎？現在就開始，不是會傷上加傷嗎？」櫃檯小姐都知道治療應該刻不容緩，但礙於闊太咄咄逼人的氣場，「那我幫你問問醫生吧……」然後，闊太轉身和兒子說，他一定要到私家醫生求診，因為她信不過駐國防部的替代役醫生。

其實，她兒子的腰傷未見得複雜到要大國手來醫治，反正對骨科醫生來說，開不成刀的都只是小事一樁。在新加坡制度裡，這類不用開刀、只需採用保守療法的筋肌症都會由運動醫學專科醫生診症。

有時候，年長一輩在調侃新一代草莓族抗壓能力不足之前，也要先看看自己建的溫室玻璃有沒有太強化、太防彈。

大部分的兵哥也明白，服役兩年後到正式退役，還有十來次後備軍訓和年度體能測試，若果不趁服役時及時處理好，長遠會影響自己健康。甚至有部分年輕人故意將報到前的傷患不予理會，到服役時才一次過陳列出來，然後利用服役這兩年時間慢慢「處理」。處理好也好，處理不好也好，「畢業」一刻，他們都註定不會再有軍費津貼回來覆診。

除了一位，我在前庭復康診所見過他。

不明的暈眩

前庭復康診所專門處理因為不同腦神經和耳鼻喉問題而引起的暈眩和平衡力問題。處理這類問題的物理治療師需要在基礎訓練以外持續進修，也要和專科醫生保持聯繫。平日門診病人，大都是上了年紀的阿公阿嬤，因為耳水不平衡求診。

一日，一個穿著迷彩軍服的年輕人走了進來。

他說一跑步就會感到暈眩，但停跑後三十分鐘至一小時左右就回復正常。他看了腦神經科、心臟科和耳鼻喉科，醫生都茫無頭緒。

他的聽力正常，平衡力正常，又有醫生證明腦囟已經長好了，究竟病因是甚麼呢？一路問診，我感覺到他真誠的困擾、無奈，應該不是來騙病假的，於是我決定放他到跑步機測試一下。

由零加速到每小時十五十六公里，三十多分鐘後，跑步機都差點冒煙；但他，沒有任何異狀。兵哥的臉色更鐵青，「我究竟發生甚麼事？嗚……」

「再想一下，你有沒有在某些狀況下跑步是沒暈眩的？」然後，他想起唯一一次，就是長官要他領跑的時候。

醫院物理治療部從跑步機看到的窗外，是一片綠野青葱，鳥語花香。我相信，德光島軍營的環境，除了多些蚊子，應該和這裡也差不多。

循此方向推測，他被領跑時的畫面應該是：一大群穿著迷彩軍服的同僚在他眼前晃來晃去。

人類的頭、前庭（內耳）和頸有不同的反射，一來是在身軀有不同動作和姿勢時，前庭脊椎反射（vestibulo-spinal reflex）能盡量將頭保持在直立狀態。若果因為頸椎活動受限而不能將頭維持在直立位置，前庭的三個半圓管剛好覆蓋人體在三維環境裡的活動，裡面的絨毛會因為頭部動作的液體流動飄揚，刺激感官神經，引起前庭眼動反射（vestibulo-ocular reflex）。這反射主要可以在頭部轉向時控制眼球肌肉，令眼球向反方向轉動再聚焦，減少影像的晃動，成為天然的避震。

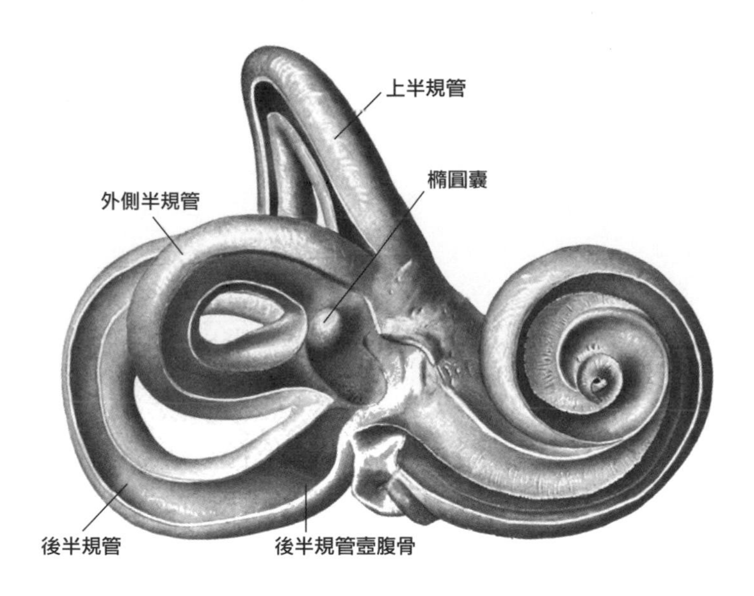

人類的前庭（內耳）結構
（圖片來源：“Sobo 1911 785”by Dr. Johannes Sobotta is released into the public domain）

內耳的三條半圓管有助脊椎和眼球肌肉控制，確保身體維持不同姿勢時，頭部可以保持在直立的狀態和提供穩定的視力。

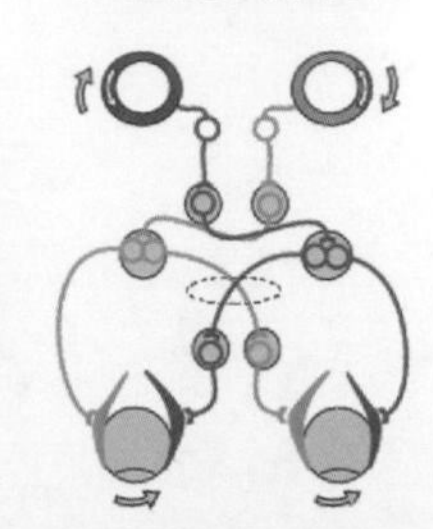

前庭脊椎反射過程
（圖片來源：“Simple vestibulo-ocular reflex” by User:Mikael Häggström is licensed under CC BY-SA 3.0.）

前庭眼動反射問題處理方法

若果他有前庭眼動反射（vestibulo-ocular reflex）問題的話，這群迷彩造型的同僚在他眼前跑動時，就等於一個個開了卻只有雪花畫面的電視機在他面前彈跳。即使是正常的眼睛也會有點吃不消。到後來的臨床測試，看見他的眼球在轉頭時晃動的狀況，就可以肯定他的眼睛是一雙對不到焦的攝影機。

要處理這種狀況有兩種辦法：尋找前庭眼動反射的進步空間，透過重複的轉頭將目光聚焦的動作刺激前庭眼動反射的恢復。另一個方法是加強頸眼動反射（cervical-ocular reflex）作補償。頸椎第一二節有很多體感器官，跟內耳前庭一樣可以偵測頸椎和頭部位置，在腦幹有位置反射，在頸椎轉向左邊時有反射將視線沿反方向聚焦。但因為頸眼動反射比前庭眼動反射稍慢，物理治療師處方康復運動時會考慮這些延誤決定眼球訓練動作的節奏。兵哥由搖頭聚焦練習開始，到慢慢將聚焦動作轉到急步走再到跑步，在跑步機上時將目光專注在一個重點，再加上搖頭動作令難度增加，然後與跑步動作協調，銜接同僚的配速。治療後，他已經可以再和同僚們跑步，身形也愈來愈健碩，還計劃退役後轉做全職軍人。「要領跑嗎？」「不用，但有時同伴們乾脆跑步時不穿上衣，讓我的眼球可以休息一下。」難怪有人說，服役後，同旅的同僚們日後是新加坡男人一生的好兄弟。

如果有新加坡女士在旁看兵哥們赤膊跑步的話，她們的眼球應該相當疲累。早前韓劇《太陽的後裔》、《愛的迫降》在新加坡收視也十分火紅。她們對外地軍人還是有點對宋仲基、玄彬般的幻想，卻不一定對自己國家的軍人同胞冒著同樣的粉紅泡泡。她們沒有多少人上過德光島，不過就著營外、傳媒和網路看到這些瞬間和剎那，已足以令她們偏見地覺得韓國的軍人是太陽的後裔，自家的軍人只是阿娘的後裔。

本篇參考資料：

Herdman, S. et al.（2007）. Chapter 17: Physical Therapy Management of Benign Paroxysmal Positional Vertigo. *Vestibular Rehabilitation（3rd Edition）*. F. A. Davis Company.

好眉好貌生「栓塞」

學界男子籃球聯賽中，雷神隊長在決賽的一記入樽帥氣十足，所有體育媒體都用這入球作封面照，他的個人社交媒體也突然多了好幾千追隨者。

雷神在賽季完結後跑到診所。他今天的造型有點奇怪，明明夏天熱得要命，他卻穿著長袖包住全身，連鴨舌帽加口罩，學界男神而已，也要怕球迷和狗仔隊跟踪嗎？

「不是哦，我的手臂最近有點奇怪。」他除下外套，左臂正常，右臂卻大了一個碼，紅得像被火燙過一樣。「我跟隊伍的防護員提過，他只叫我拉筋，但拉完反而愈來愈腫，晚上更會痛得睡不著。」其實雷神多年來苦練單手入樽，早就練到左右臂肌肉大小不一，治療師也一早預料到會出現問題。雖說要苦練絕技，但肯定無人會預期要苦到連手臂顏色都改變。

治療師心裡有數，推測有可能是胸廓出口症候群。故此，雖然當日是星期五，也趕緊致電醫生，希望可以在日內作緊急檢查。

胸廓出口症候群（thoracic outlet syndrome）

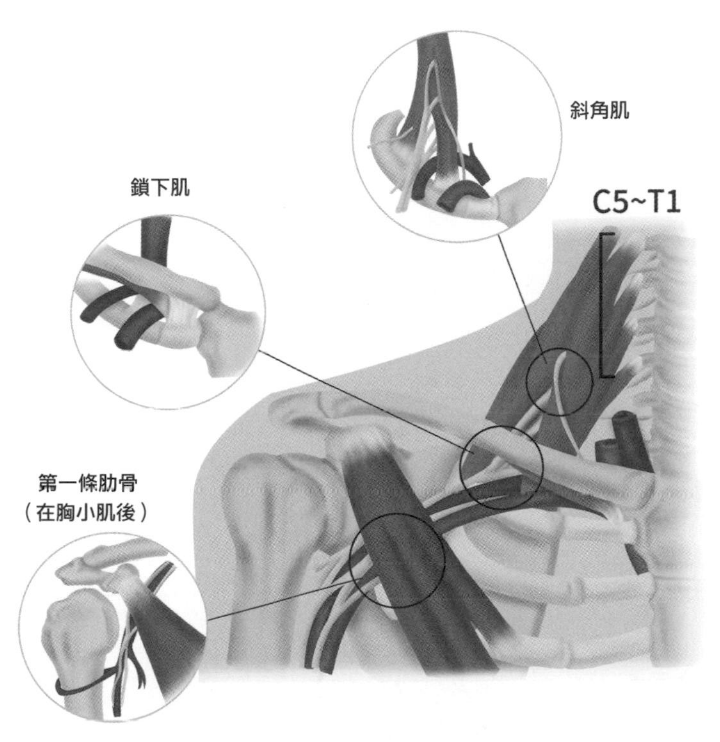

胸廓出口解剖圖
鎖骨下靜脈被鎖下肌（subclavius）、斜角肌（scalene）、第一條肋骨（1st rib）及鎖骨（clavicle）重重包圍，造成靜脈硬化及栓塞。

物理治療師在處理頸椎和肩膊疼痛問題時，其中一個常見病症是神經原的胸廓出口症候群（thoracic outlet syndrome）。這出口由鎖骨、第一節肋骨、肩胛骨喙突連帶相關韌帶、肌肉（前中後斜角肌、胸小肌及鎖下肌）組成。出口本身就已經是個狹窄的空間，若果再加上肩膊長期在過頭狀態進行鍛鍊，斜角肌收緊導致第一節肋骨提升，又或者胸小肌太緊拉低肩胛骨喙突，都會壓迫著中間的神經和血管。神經線受壓大多是有麻痺、針刺感覺和力量問題。因為神經組織受壓多數由軟組織繃緊引起，復康相對簡單，只需要做關節鬆動術，以及胸小肌斜角肌放鬆和伸展運動，加大胸廓空間，神經就會逐漸自動復原。血管受壓則大多與第一節肋骨上移有關，亦會形成深層靜脈栓塞（發生在下肢的稱為「經濟客艙綜合症」），血管壁變得脆弱纖維化，形成的血栓也可以因為持續活動沖到身體其他地方，最常見的併發症就是缺血性心臟病和中風，嚴重者甚至可以死亡。如果這時再做手法，加大了的胸廓反而會令血栓加速流到無法估計的地方，後果一發不可收拾。

所以，這刻不要抱怨治療師為甚麼不下手，因為此刻精人只會出口，笨人才會出手。

急症驚魂

用了不用急但最快的速度拿到顯影超聲波，在星期六早上的時候，X光部護士驚見雷神頸靜脈有血栓情況，馬上趕急致電醫生，但醫生沒接聽。究竟醫生當刻在忙甚麼？原來他正在汗流浹背地跑馬拉松比賽。他到儲物櫃拿電話才發現有一百多個未接來電，護士打電話都打到崩潰了。

幸好，雷神的學校體育老師都有參加比賽，醫生才通過老師打電話給雷神的媽媽，說這個是生死攸關的急症，著他去指定有血管外科的兩家公立醫院的急症室，緊急安排住院。

星期一早上，治療師收到電話，說雷神進院那時，腫脹已經上頸，但還未簽字做手術。

「不是到急症室後就直接進行手術嗎？」

治療血管性胸廓出口綜合症牽涉兩至三個手術程序：

- 導管溶栓，清除血塊。血塊愈早移除，成功率愈高。
- 將鎖骨和第一節肋骨進行減壓手術，常見為將連接兩塊骨頭的筋腱切除，亦有醫生豁出去切除第一節肋骨。
- 若果血管壁受壓太久，或需要為血管進行「泵波仔」手術或設置支架固定直徑。

三個都是救命的大手術，但雷神媽媽還是未簽字。到底她在猶豫甚麼呢？

原來雷神媽媽只聽到指示的一半。當天她根據體育老師的指示送兒子到急症室。她也知道事情的危急程度，所以最後用了她認為最快的方法上加護病房。

雷媽媽今生做過最「雷」的事，應該就是選擇把兒子送到私家醫院，以為這樣就可以更快到加護病房和動手術。然而，實際情況是，未計最後是否需要做第三個手術，單單是頭兩個手術，在私家醫院做的話，手術的複雜程度已經要找來有治理該病症經驗的私人執業心血管外科醫生和麻醉醫師來操刀，所需要的錢足夠十歲的劉鳴煒數十多年，更遑論可以去多少次日本旅遊了。

雷媽媽以為開銷會由校隊意外保險埋單，不知道診金手術費用昂貴，保險賠償只夠手術和住院費用不足10%，現在才想轉回公立醫院？太遲了，為防運送期間因為過床令血栓轉移，只可以在私家醫院完成療程。

但最少這一刻，這仍是一個錢可以解決的問題。

本篇參考資料：

DeLisa, L. C., Hensley, C. P., & Jackson, S.（2017）. Diagnosis of Paget-Schroetter Syndrome/Primary Effort Thrombosis in a Recreational Weight Lifter, *Physical Therapy, 97*（1）, 13–19. https://doi.org/10.2522/ptj.20150692

Illig, K. A., & Doyle, A. J.（2010）. A comprehensive review of Paget-Schroetter syndrome. *Journal of Vascular Surgery, 51*（6）, 1538–1547. https://doi.org/10.1016/j.jvs.2009.12.022

Heil, J., Miesbach, W., Vogl, T., Bechstein, W. O., & Reinisch, A.（2017）. Deep Vein Thrombosis of the Upper Extremity: A Systematic Review. Deutsches *Ärzteblatt International, 114*（14）, 244–249. http://doi.org/10.3238/arztebl.2017.0244

Seeger M., & Bewig B.（2010）. Paget-Schroetter Syndrome. *NEJM, 363*（e4）. http://doi.org/10.1056/NEJMicm1000279

肩膊痛大多和膊頭無關？

輝哥和火哥都因為膊頭痛求醫。

輝哥是這陣子炙手可熱的「鋼門」。有天比賽，他伸盡手撲救門楣下的射門時，隊友回防收掣不及撞在一起。因為衝力太大，輝哥隱約聽到右肩一下清脆的響聲。整隻手臂突然動彈不得，但他下意識聳聳肩，聽到肩膊處有一下聲音，動作又回復正常。

「要不要換人？」教練打手勢問輝哥。「OK！」腎上腺素遏止了痛楚，正在熱身的後備門將面上有點失落。

火哥為了替公司開拓新客源，他開始學打網球。由揮拍都打不中，到搓數十板面不改容，前後不到三個月。

某個週末，火哥如常和老闆們打「衛生波」。火哥早前熬了幾晚通宵，喝了兩罐紅牛硬撐，精神不太集中。一記發球，他聽到右肩傳來的聲音，劇痛立刻將他撥回清醒狀態。

輝哥和火哥都立刻找醫生，掃描結果顯示他們的旋袖肌撕裂兼有軟骨磨損。旋袖肌是維持肩關節穩定性的重要肌肉，並常常被骨醫認為是痛症來源。

盡責的醫生已經立刻為他們修補筋腱。

半年來，輝哥的痛楚從來沒有停止過。他要延至冬季轉會才到新東家報到，而且體檢時，體能教練發現他做不到抓舉和挺舉。所以在沒有班可落期間，他兼職到辦公室送蒸餾水，以為這樣可以順便鍛鍊體能。

日復日，傷患仍是未能完全康復。起初，他認為是因為醫生的手勢不好，所以一直遷怒於動手術的醫生。後來，他漸漸開始懷疑肩膊旋袖肌有可能在他送水期間再撕裂了。

另一方面，火哥堅持做好復健，緊隨治療師指示，八個月後便回到網球場上。老闆們都説他的肩膊好像換了新的一樣，發球比以前更快更狠，一點痛楚都沒有。

他們都在手術完成兩年後再去照磁力共振。輝哥因為痛症持續太久，班主要求他找醫生肯定肩膊沒有不治之症才決定他的去留。而火哥則是被醫生選做研究計劃，研究術後完全康復的患者的旋袖肌情況。

結果令人詫異：令輝哥痛不欲生的肩膊，修補好的旋袖肌完好無缺。令火哥如虎添翼的「新肩膊」其實早已經再撕裂了。

兩個故事，不是意外。

肩膊痛不一定與撕裂有關？

有臨床測試顯示，肩膊痛症和撕裂程度並無關係，反而和患者本身有沒有其他健康風險因素（例如三高等其他病歷），甚至和教育程度有關。風險因素愈多，教育程度愈低，會令痛楚程度加劇，復原亦更艱巨。

在沒有症狀的普通人當中，有接近 96% 都有類似撕裂症狀。另外有調查顯示沒有症狀的精英棒球投手中，有高達 80% 有旋袖肌撕裂及軟骨磨損，經過五年的追踪期後，研究人員發現，所有照出有撕裂的運動員仍然可以在無症狀情況底下維持高水平競賽。

英國多家國民保健署的調查中也發現，經過肩膊旋袖肌的修補術後兩年追踪期後，患者無論止痛和功能恢復如何，差不多有五分一人會有再撕裂的情況。因此可推論，修補不修補，可能和康復與否沒有太大關係。

醫生怎樣勸告，火哥都不願再修補多一次。反正筋腱已經沒有年輕人的那麼嬌嫩了，仍可以磋磋「衞生波」，豈不快哉。

反而輝哥就跌進了深淵，大惑不解，明明傷了的筋腱修復了，為何痛楚還是持續不斷……

由這兩個故事，我們知道：

- 肩頭痛症和磁力共振照出來的肩膊筋腱撕裂沒有關係。痛，不一定有損傷；有撕裂，也不一定會痛。

- 以手術方式修補旋袖肌（rotator cuff），尤其是岡上肌（supraspinatus）筋腱，又或者注射任何藥物（例：類固醇、透明質酸、甚至生理鹽水）到筋腱未都必可以治療肩膊痛症。

被忽略的旋袖纜和旋袖月牙

為何會這樣？我也曾經被解剖學教科書欺騙了。原來問題源於我們忽略了維持肩膊關節穩定性的旋袖肌其實並不是獨立長成，還有一條橫跨四條筋腱的軟組織叫旋袖纜（rotator cable）將它們纏在一起，再連帶旋袖月牙（crescent）連到上臂肱骨上端。

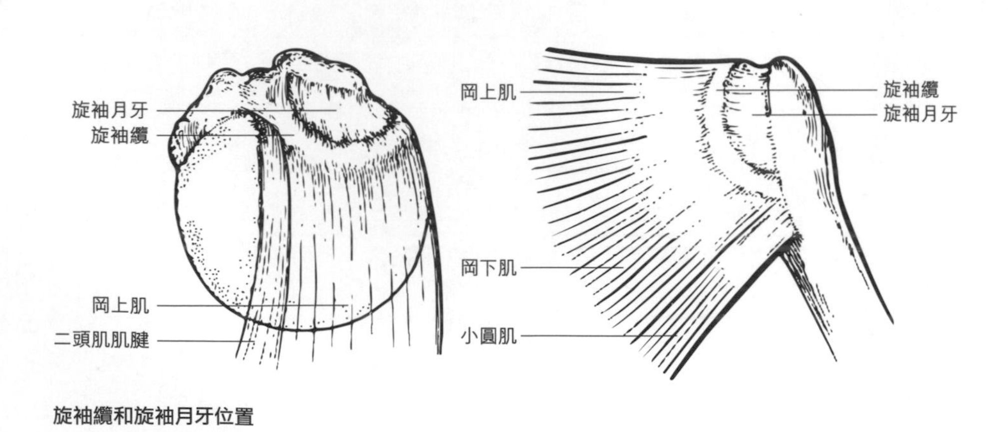

旋袖纜和旋袖月牙位置

肩關節有沒有夾擠症狀，要視乎肱骨頭有沒有在肩胛骨的肩唇杯中央旋轉，還是有上移或前移將軟組織夾擠在一起。如果岡上肌撕裂的位置剛好在旋袖纜，裂縫通常都比較深，剩餘筋腱承受的壓力亦會較大，就算是部分而非完全撕裂，肱骨頭在外旋 30 度時就會前移 38.6%，形成關節不穩，或會形成夾擠症狀。亦有研究指出，如果撕裂發生在月牙位置，修補後再撕裂的風險會相對較高。有些骨科醫生對於年青患者的旋袖肌撕裂偏向只做清創手術而沒有對筋腱作出修補，也沒有考慮針對小型撕裂後的生物力學轉變和後遺風險作出相應治療，結果手術後很容易在手臂高舉過頭時仍然有夾擠症狀出現。

隨著年齡增長，中年及老年人士的旋袖纜會比年青人厚和堅韌，所以當中年人士有其中一條旋袖肌撕裂，另外兩條因為仍然連在旋袖纜而較容易有補償機制，代替撕裂筋腱的功能。若果將同樣概念套用在年青患者身上，當其中一條旋袖肌撕裂，其餘數條肌肉未必可以有效地透過旋袖纜的功能作出替補。可幸的是，四條旋袖肌的起源都在肩胛骨。而連住肩胛骨的肌肉更多會再連到肋骨和胸椎。所以，如果肩膊痛症是物理性——即是和心血管、神經線（包括中風引起的半身不遂）或癌症（如乳癌）無關——除了肩膊，物理治療師需要花很多時間將肩膊、肩胛骨甚至項椎胸椎的關節和相關肌肉的功能進行檢測。若果發現肩峰下旋袖肌筋腱可以透過糾正肩胛骨的姿勢和生物力學去改善的話，物理治療師就可以在一節內將大部分引起痛症的因素解除。

水落石出

女治療師聽完輝哥的故事，要他脫掉上衣。輝哥開始時有點尷尬，但也硬著頭皮照做。原來，輝哥長期寒背，肩胛骨下垂得根本貼不住肋骨，邊沿和胛角尖得要刺穿皮膚。她用手示意輝哥將寒背和肩胛骨位置矯正，輝哥的肩膊活動幅度立即由「肩周炎」突然回復正常。

「你是神醫嗎？」

「當然不是。我只是混口飯吃的。我問你，你當時的術後復健怎樣做的？」

「沒有啊，約了治療，治療師就像『葉問』般一個打十個。其他同場的阿公阿嬤和我都做了同一個手術，他們拉繩，我就和他們一起拉繩。還有，治療助理會幫我在疤痕上擦超聲波，如是者做了三四個月，治療師說我『畢業』不用覆診了。」

「當時的活動幅度有多少？」

「從來沒有超過 150 度。」

「上一位治療師知道過頭深蹲要舉過頭 190 度或以上嗎？」

過頭深蹲（overhead squat）是重量訓練其中一個進階動作，體能教練和物理治療師可以利用這個動作增加胸椎和肩膊活動幅度。但因為這是個全身的活動，手舉高過頭出現困難時，可以是由肩關節、肩胛骨、胸椎和腰椎活動受限所影響，體能教練和物理治療師要懂得相關檢查，確認受限的關節再進行相關治療及伸展方案。

「不知道他知不知道。體能教練都沒有和我討論這個問題。」

「治療師有跟你檢查後肩胛骨嗎？」

「做了四個月治療，從來沒有治療師要我脫掉上衣……」

輝哥懊悔過往一年的時間枉花了，但最少今天查個水落石出。

復健針對改善寒背、肩胛骨提升和協調過頭動作。好不容易到了三個月後的聯賽，因為正選龍門犯規被罰紅牌，輝哥由後備入替。兩年來報紙上的報道鋪天蓋地說他因為肩傷要提早退役，觀眾席上傳出的不是掌聲，而是詫異和懷疑。

輝哥龍門球一開，一記「手榴彈」飄過了中線。觀眾席的氣氛，不用兩秒就由詫異變成歡呼。

前鋒在前場接住「手榴彈」，再向對方門框推進。

那年撞傷輝哥的後衛早已轉會，當時正在觀眾席上看球賽。他拿起手機打了個短訊給輝哥：「恭喜你久休復出。今晚賞臉和我吃火鍋嗎？」

本篇參考資料：

Beard, D., Rees, J., Rombach, I., Cooper, C., Cook, J., Merritt, N.…the CSAW Study Group.（2015）. The CSAW Study（Can Shoulder Arthroscopy Work?）– a placebo-controlled surgical intervention trial assessing the clinical and cost effectiveness of arthroscopic subacromial decompression for shoulder pain: study protocol for a randomised controlled trial. *Trials, 16*（210）. http://doi.org/10.1186/s13063-015-0725-y

Burkhart, S.S., Esch, J.C., & Jolson, R.S.（1993）. The Rotator Crescent and Rotator Cable: An Anatomic Description of the Shoulder's "Suspension Bridge". *Arthroscopy: The Journal of Arthroscopic and Related Surgery, 9*（6）, 611–616.

Cole BJ, McCarty LP 3rd, Kang RW, Alford W, Lewis PB, Hayden JK.（2007）. Arthroscopic rotator cuff repair: prospective functional outcome and repair integrity at minimum 2-year follow-up. *J Shoulder Elbow Surg. 16*（5）, 579-585. doi: 10.1016/j.jse.2006.12.011. Epub 2007 Jul 12. PMID: 17629505.

Connor, P. M., Banks, D.M., Tyson, A.B., Coumas, J.S., & D'Alessandro, D.F.（2003）. Magnetic resonance imaging of the asymptomatic shoulder of overhead athletes: a 5-year follow-up study. *American Journal of Sports Medicine, 31*（5）, 724–727. doi: 10.1177/03635465030310051501

Dunn, W. R., Kuhn, J. E., Sanders, R., An, Q., Baumgarten, K. M., Bishop, J. Y., Brophy, R. H., Carey, J. L., Holloway, G. B., Jones, G. L., Ma, C. B., Marx, R. G., McCarty, E. C., Poddar, S. K., Smith, M. V., Spencer, E. E., Vidal, A. F., Wolf, B. R., & Wright, R. W.（2014）. Symptoms of pain do not correlate with rotator cuff tear severity: a cross-sectional study of 393 patients with a symptomatic atraumatic full-thickness rotator cuff tear. *The Journal of Bone and Joint Surgery. American volume, 96*（10）, 793–800. https://doi.org/10.2106/JBJS.L.01304

Frost, P., Andersen, J.H., & Lundorf, E.（1999）. Is supraspinatus pathology as defined by magnetic resonance imaging associated with clinical sign of shoulder impingement?. *Journal of Shoulder and Elbow Surgery*, *8*（6）, 565–568. doi: 10.1016/s1058-2746（99）90090-3

Girish, G., Lobo, L. G., Jacobson, J. A., Morag, Y., Miller, B. & Jamadar, D. A.（2011）. Ultrasound of the Shoulder: Asymptomatic Findings in Men. *American Journal of Roentgenology, 197*（4）, 713–719.

Huri, G., Kaymakoglu, M., & Garbis, N.（2019）. Rotator cable and rotator interval: anatomy, biomechanics and clinical importance. *EFORT Open Reviews, 4*（2）, 56–62. doi: 10.1302/2058-5241.4.170071

Miniaci, A., Mascia, A. T., Salonen, D. C., & Becker, E. J.（2002）. Magnetic Resonance Imaging of the Shoulder in Asymptomatic Professional Baseball Pitchers. *American Journal of Sports Medicine, 30*（1）, 66–73. doi: 10.1177/03635465020300012501

National Academy of Sports Medicine（NASM）.（n.d.）. *Overhead Squat Solutions Table*. Retrieved September 28, 2020, from https://www.nasm.org/docs/default-source/PDF/nasm_overhead_squat_solutions_table_cptpes（pdf-32k）.pdf?sfvrsn=2

MOON Shoulder Group:, Unruh, K. P., Kuhn, J. E., Sanders, R., An, Q., Baumgarten, K. M., Bishop, J. Y., Brophy, R. H., Carey, J. L., Holloway, B. G., Jones, G. L., Ma, B. C., Marx, R. G., McCarty, E. C., Poddar, S. K., Smith, M. V., Spencer, E. E., Vidal, A. F., Wolf, B. R., … Dunn, W. R.（2014）. The duration of symptoms does not correlate with rotator cuff tear severity or other patient-related features: a cross-sectional study of patients with atraumatic, full-thickness rotator cuff tears. *Journal of Shoulder and Elbow Surgery, 23*（7）, 1052–1058. https://doi.org/10.1016/j.jse.2013.10.001

進擊的巨人

體育學院有個傳聞，像欖球、舉重這些「進擊的巨人」為了養飽自己的肌肉，會在其他運動員放午飯前的十五分鐘如書展人潮般衝往飯堂，將所有飯菜通通掃光。不只如此，在健身房裡，其他運動員都投訴這些大隻佬為了保持肌肉質量，拿走健身房所有槓鈴鐵餅，連累他們沒鐵可舉。「他們取槓鈴鐵餅是用來做鍛鍊嗎？」答案顯而易見，除非這些運動員是IQ博士小吉的近親，要靠吃鐵餅維持生命……

這些「巨人」食量大、鍛鍊程度又強勁，肯定孔武有力吧？以我個人從事物理治療的經驗而言，事實是：愈大隻的運動員反而愈怕痛。

曾經有個玩crossfit的「大隻佬」求診，說兩側肩膊痛，照過磁力共振知道是盂唇（即是肩膊關節的杯狀軟骨）撕裂（glenoid labral tear）。他已經看過醫生、治療師、中醫等，治療過後，日常生活已經沒有甚麼大礙；只是，要舉的鐵仍然撐不起，要不是痛楚難耐，就是受挺舉時關節裡面「咔嚓」的聲音影響，心理上總是害怕會再受傷。

我細問他接受過甚麼治療：電療、超聲波、手法和針灸……這些方案都沒有甚麼不妥，只是忽略了舉重運動員的身份。他們不論抓舉和挺舉，起手都需要將槓鈴舉過頭。因此，為他們治療時，不能像為伯伯治療肩周炎一樣，將活動幅度做到 170 度就送他們回家。

不論抓舉或挺舉，都需要將槓鈴由肩膊水平提到過頭水平，肩膊需要完全提升及鎖好。由於重量會落在雙肩和上背，從側面觀察，雙臂會落在肩膊以後。要達到這樣的幅度，除了提升肩關節的靈活度，軀幹穩定性也要事先準備——上背要完全鎖緊並後伸呈打開狀態，肩胛骨要完全向上提升並鎖住——所以需要的不只是關節本身的靈活性，更重要的是所有肩關節的大小肌肉怎樣和胸椎肋骨的肌肉進行協調，將整副肋骨向前推時，槓鈴的地心吸力垂直在鎖緊在同一角度的雙臂和雙肩。

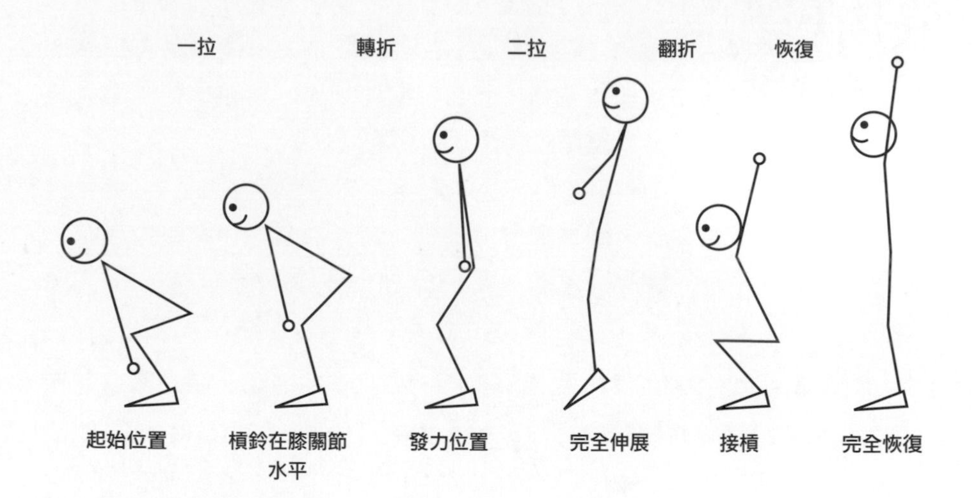

肩膊在抓舉或挺舉時所需的幅度

物理治療師的課程裡沒有重訓的課程內容，運動物理治療的專科訓練裡都沒可能涵蓋天下所有運動項目所需要的技術和知識。可是物理治療課程教曉治療師的，是人體功能動作分析能力，在短時間內知道動作對人體要求，缺少的是關節柔韌度、肌力還是控制和協調，從而為運動員和教練提供治療方案。

我量度他的肩膊提升幅度，離起手 180 度還有一大段距離，我問他之前看的治療師有沒有為他拉過筋，知不知道要做點伸展，「從來都沒有治療師將我的肩膊拉開超過 90 度，可能大塊頭他們覺得拉不開吧⋯⋯」這是藉口，你看鄭欣宜的一字馬，負著二百多磅的體重一樣可以輕鬆地拉筋。

我由影響外旋的胸小肌（pectoralis minor）開始做放鬆，然後是肩胛提肌（levator scapulae）和菱形肌（rhomboid），以及影響內旋幅度的大小圓肌（teres major／minor）。還有長期被壓至寒背的胸椎，除了被動手法治療，也要靠特定的軀幹穩定練習改善。

舉鐵的人都沉迷鍛鍊自己的胸肌，卻忽略肩膊的小肌肉，尤其是旋袖肌（rotator cuff）的練習。我只將肩膊角度調整少許做個旋轉動作，大隻佬的手就一直在抖。

「為甚麼我空有一身肌肉，卻連這微小的動作都做不好？」

「你只是有些身體部分尚未開發而已⋯⋯」

經過一段時間的治療，他的肩膊終於可以正常張開，可以將槓鈴舉高過頭。

然後鐵餅就兩塊地兩塊地加上去。半年後人人都以為會在電視上看到他參加比賽，卻找不到他的身影。第二天，他回來診所，真相終於大白。原來是因為他自行加大訓練量，直至比賽前身體負荷不了；今次不再是軟骨磨損，而是菱形肌（rhomboid）鍛鍊得太厲害，收縮時扯斷了第七節頸椎，又名「鏟土者骨折」（Clay Shoveler's fracture），只能退出比賽。

這一刻，他不需要鐵餅，而是修補骨折的鈣質。

本篇參考資料：

McCall, P.（2015）. ACE Technique Series: Barbell Clean and Jerk. *PROSOURCE™, 3*（15）. https://www.acefitness.org/education-and-resources/professional/prosource/december-2015/5722/ace-technique-series-barbell-clean-and-jerk/

Bartonletz, K. E.（1996）. Biomechanics of the snatch: towards a higher training efficiency. *Strength and Conditioning Journal, 18*（3）, 24–31.

Gourgoulis, V., Aggelousis, N., Mavromatis, G., & Garas, A.（2000）. Three-dimensional kinematic analysis of the snatch of elite Greek Weightlifters. *Journal of Sports Sciences, 18*（8）, 643–652. https://doi.org/10.1080/02640410050082332

Waller, M., Piper, T., &, Miller, J.（2009）. Overhead Pressing Power/Strength Movements. *Strength and Conditioning Journal, 31*（5）, 39–49. http://doi.org/10.1519/SSC.0b013e3181b95a49

棒球界醫神

診所裡，每個運動員都在討論甚麼時候去看電影 *KANO*。趁出差前一日假期，終於可以到戲院沾沾那可能已冷卻的熱血。戲中最後一場決賽，男主角擲出關鍵一球時忽然發現手指頭擦傷破皮，在沒有任何急救的情況下繼續作賽打出漂亮一仗。擦傷撞瘀在運動場上只算小事。但此情景令我想起棒球場上曾出現過最嚴重的傷患，反而造就了一代棒球界醫神。

Dr Jobe 的傳奇

這電影在日本上映當日，美國棒球圈的頭條是骨科醫生 Frank Jobe 逝世的消息。那年代的醫護人員要出名，只需選讀當時沒有人會選的運動醫學，再做一件驚天地泣鬼神的事情就夠了——情況就如當年發明人稱「Tommy John 手術」的尺側副韌帶置換術（ulnar collateral ligament reconstruction）。

Jobe 是曾經參與二戰的真正軍醫。戰後他和幾位醫生開設診所，做過幾隊以洛杉磯為基地的職業球會，包括棒球隊 LA Dodgers 和 NBA 湖人隊的顧問工作。1974 年，Dodgers 投手 Tommy John 在一次比賽中突然扭傷手肘，那「啪」的一聲，雖然當時沒有磁力共振掃描確定傷勢，但足以肯定是因為筋肌勞損扭傷了手肘內側用來投旋轉球時固定關節的尺側副韌帶。

肘內側的穩定性主要由關節囊、內側副韌帶和肌肉〔包括肱肌（brachialis）、肱二頭肌（biceps brachii）和肱橈肌（brachioradialis）〕組成。肘關節主要容許前屈、後伸、旋前及旋後動作，向內外側拗曲的動作會有所限制。內側副韌帶連上臂肱骨及前臂內側尺骨（ulnar），最強的前半部分和肱肌有相連組織，所以當手肘在屈曲和旋前狀況下，肌肉收縮的張力使人們需要較大的力量將手肘非正常地向外屈。

棒球選手投球時，下盤和軀幹有強力的旋轉和重心前移，投手要盡量將這力量傳到投球，令棒球球路可以是直球、變速球或是旋轉球。教練會叮囑投手要將手肘提高於肩膊水平，令旋轉離心力主要落在肩關節，所以精英棒球投手的最大肩膊外旋幅度都差不多是接近水平的 180 度，以便肩關節可以利用軀幹旋轉時貯存更多位能（potential energy），令投球更具爆發和旋轉力。

手肘、前臂和手腕在棒球離開手掌前是接近完全放鬆的狀態。若果投球時有技術誤差，不論是手肘水平不過肩關節，握球太緊導致肘關節過度前旋，又或是純粹肩關節外旋活動幅度不足，都會令肘內側副韌帶過度勞損，嚴重者更會導致撕裂。

Tommy 屢醫未癒，那時 Dr Jobe 正在研究上肢的不同手術新方法，一個絕望的運動員和一個敢於創新的醫生相遇，大膽地嘗試了當時從來沒有人做過的手術。

醫生在同側手腕抽取了掌長肌（palmaris longus）的筋腱作修補媒介，將尺骨神經線包好，以免手術期間會錯誤將它切斷或者令它受壓。醫生在前臂尺骨和上臂肱骨調好角度鑽孔後，再將筋腱以打「8」字的形式將它縫進去。為免尺骨神經線受壓或者在肱骨內上髁摩擦產生發炎症狀，醫生會將神經線移前再用患者自己的軟組織固定。這是首宗同類手術，一做便做了四五小時。做完手術後的復健長達十八個月，因為史無前例，沒有治療師知道術後鍛鍊可以去得多盡。而最痛苦的是，做完手術仍要經歷漫長的等待，過程中沒有任何人可以保證 Tommy 最後是否真的可以重返練習和比賽。

最終，Tommy John 克服了傷患。他受傷前贏過一百二十四場職業聯賽，手術後復出贏了一百六十九場，比受傷前還要多，到四十六歲才退役。Frank Jobe 也因此一術成名，有粉絲更爭取他可以破例成為美國職棒聯盟名人堂裡第一位隊醫。

「Tommy John 手術」不是萬能

雖然 Dr Jobe 與 Tommy John 的故事很勵志，但換作是四十年後的今日這樣做，這故事還會有完美的結局嗎？

鏡頭一轉，是今天某骨科醫生的辦公室。

病人是個十來歲的投手，旁邊是他的母親。他們苦苦哀求醫生動刀做手術，但醫生心裡知道，眼前這個還是中學生的小伙子，因為每日承受著成年人的訓練量，超出身體負荷才致傷的，目前他真正需要的，其實是休息。因此，醫生堅拒進行手術。

自職業球手 Tommy John 成為手術第一人後，時至今日，已有不少這類個案做同樣手術。除了為口奔馳的全職運動員，要上手術台的，有超過 30% 是還在學校唸書的青少年。若發現球會新簽球員尺側韌帶有鬆脱現象，就算沒有症狀都慣例送往手術台。洋基隊醫生 Dr Christopher Ahmad 調查訪問一百八十九位大學及高中校隊成員、十五位教練及三十一位家長，竟然發現有一半高中生認為就算沒有傷患，施行 Tommy John 手術可以提升投球表現。因此，醫生堅拒進行手術，目的是為了讓家長和運動員知道，即使有完善的醫療，也不可以將自己身體摧殘到如斯地步，不要把這些程序看待成像去韓國割雙眼皮的小手術。

醫生更懷疑，這樣的直升機家長，能否教出可以熬到漫長的康復期的小朋友。少年人的術後康復失敗，除了可能因為不夠恒心努力做復健外，更危險的是，少年人會誤以為傷口復原就等於完全沒事，繼續做出甚麼危險動作，連新縫進去的筋腱都拉壞了，白費自己心機。 要知道 Dr Jobe 的傳奇，也要物理治療師步步為營和 Tommy John 的超人耐性才可成就。

經過一輪遊説，醫生叫小伙子看物理治療。「為加速軟組織傷勢復原，做點超聲波吧！」同事説。當我看見那超聲波機和四十年前 Dr Jobe 叫 Tommy John 做的相同，甚至連那支啫喱都完全一樣時，我明白為甚麼 Jobe 是「醫神」；奇蹟背後，物理治療師連名字都沒有在報章上出現過。

在物理治療的角度，尺側副韌帶置換術主要分三個階段。第一階段為手術後六個星期。病人要戴上護肘將手肘關節固定在 30 度至 100 度，然後每星期將伸直角度增加 5 度，屈曲角度增加 10 度，以免將修補媒介拉鬆。第二階段為術後六星期後，患者開始力量訓練，除了肘關節的強化運動外，更要牽涉到肩胛、肩關節、手腕和手握力的鍛鍊。第三期復康運動會逐漸脫離關節單向練習，開始訓練和手肘活動相關的控制、協調、本體感受、反應和穩定性練習。最後階段是恢復練習和比賽的前期準備工作。雖然各階段各有大約所需時間，骨醫也很喜歡用這個時限去保證運動員要用多少時間重返賽場；但若果階段性進展不達標，治療師都不會將患者的康復進度進入更高的水平。揠苗助長，只會帶來萬劫不復。

若*KANO*的情況發生在今天，吳明捷的手指只需包上OK繃，墊個「豬皮」second skin，再包層coban繃帶固定，便可以繼續扔出鬼影變幻球扭轉劣勢。當然，戲的內容便沒有那麼高潮迭起，又如何扣人心弦呢？

也許，觀眾沒有運動醫學的知識基礎，看賽場的比賽時反而可以更投入，就連運動員的熱血也會比較純，比較真，比較紅。

本篇參考資料：

Ahmad C. S. , Grantham W. J., Greiwe R. M.（2012）. Public perceptions of Tommy John surgery. *Phys Sportsmed*, *40*（2）, 64-72.

Chang, E. S., Dodson, C. C., Ciccotti, M. G.（2016）. Comparison of Surgical Techniques for Ulnar Collateral Ligament Reconstruction in Overhead Athletes. *Journal of the American Academy of Orthopaedic Surgeons, 24*（3）, 135–149. http://doi.org/10.5435/JAAOS-D-14-00323

Columbia University Medical Center.（2016, March 7）. 'Tommy John' reconstructive surgeries on the rise among young athletes. *ScienceDaily*. Retrieved October 4, 2020 from www.sciencedaily.com/releases/2016/03/160307105732.htm

Erickson, B. J., Harris, J. D., Chalmers, P. N., Bach, B. R., Jr, Verma, N. N., Bush-Joseph, C. A., & Romeo, A. A.（2015）. Ulnar Collateral Ligament Reconstruction: Anatomy, Indications, Techniques, and Outcomes. *Sports health, 7*（6）, 511–517. https://doi.org/10.1177/1941738115607208

和隊友談戀愛的交往手腕

運動會的選手村，孕育了不少愛情故事。

嫣和偉都是第一次參加大型國際運動會。

嫣是乒乓球員，小時候在中國大陸打球。乒乓球的訓練和比賽賽程十分緊密，她每天的生活就只有練球、午飯、午睡、再練、恢復和睡覺。她沒有太多力氣認識球館以外的世界，直至她來到大型運動會的選手村，她心中唯一念記的，就只有保住隊伍上屆得到的獎牌。結果她在外地連二十六個英文字母都沒有學到。

另一邊廂，偉的心態輕鬆得多。他不是憑實力拿到參賽資格，靠的是主辦當局給他的外卡身份。又或者這樣説，他這運動員是靠臉吃飯；著名高中畢業，已經拿到名牌大學的法律學位入學資格；在訓練和唸書以外，他在社交媒體也是著名的網紅，一舉手一投足都吸引萬千少女，電視台也給他藝員合約。

他在 100 米初賽中和短跑名將並肩起步的一刻，已經是他運動生涯的頂峰。成績對他而言不是重點，他最滿意的是，他和名宿並肩起跑的照片在社交媒體上吸了大量讚好、追踪和一直在響的小鈴鐺。

嫣因為自己和隊友的失誤，丟了志在必得的獎牌。她在隨後新聞訪問把輸球的責任歸咎於自己臨場陣腳大亂，卻隱瞞自己手腕傷勢。她偶爾會問治療師拿貼布，也堅持自己貼上無須治療師代勞。運動會治療師工作繁忙，多一事不如少一事。

提早出局後，嫣的心情當然不好。她一個人到飯堂吃晚飯，到處搭訕的偉拿著一盆咖喱飯問嫣：「我可以搭檯嗎？」嫣在授旗禮和開幕禮時都為要準備比賽而沒有出場，所以這是他們是第一次相遇，餘下的運動會時間，他們二人都因為已經沒有比賽，常常聚在一起四處遊逛。

運動會過後，嫣和偉交換了各自的微訊，但凡對方有比賽時也互相寒暄。

手腕關節的勞損與骨折

嫣化悲憤為力量，繼續過往在球館不見天日的訓練。然而，她的手腕愈來愈痛，直到一天她痛得連球拍都握不住，教練才知道事態嚴重，勒令她看醫生。

照片顯示，她手腕的舟骨有壓力性骨折、舟骨月骨韌帶撕裂、腕三角軟骨的厚度只剩下健康人士的 20%。

手掌連接手指骨有八塊腕骨（carpal bones）手腕，手腕關節在運動期間受到不同程度的壓力，手掌外側的舟骨（scaphoid）月骨（lunate）相連的韌帶（scaphoid-lunate interosseus ligament, SLIL）和內側的腕三角軟骨（triangular fibrocartilage complex, TFCC）的穩定性決定運動員的手腕是否能承受訓練量。

黎明天王有句話說：「左手又係肉，手背又係肉。」但在人體解剖學所見，控制手腕動作的肌肉筋腱並沒有連接到腕骨，所以這幾顆腕骨只是動作的槓桿支點。腕前後屈的生物力學在不同的實驗室研究觀察未有廣泛的協定。比較多醫護採納的是，前排的月骨、三角骨（triquetrum）和後排的頭狀骨（capitate）、鉤狀骨（hamate）和梯形骨（trapezoid）的互動，加上舟骨在兩行腕骨中間維持張力，令手腕可以前屈和後伸。手掌的動作不

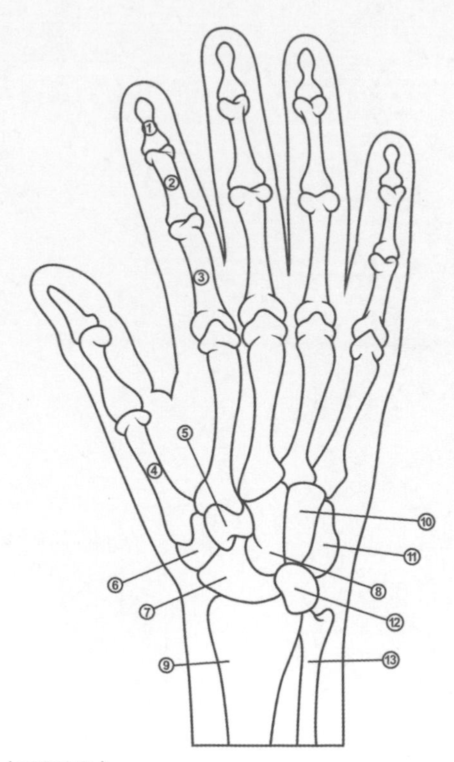

1. 末指骨
2. 中指骨
3. 近指骨
4. 掌骨
5. 梯形骨
6. 多角骨
7. 舟狀骨
8. 頭狀骨
9. 橈骨
10. 鉤狀骨
11. 三角骨
12. 月狀骨
13. 尺骨

手掌骨頭結構（手背視角）

是以平面方角進行，兩組動作較自然的反而是像擲飛鏢般前後屈曲，以減少舟骨和月骨的受壓和周邊韌帶的拉扯和負荷。如果韌帶因為長期受壓而鬆脱，舟骨、月骨及三角骨三位好兄弟就會決裂，互相踐踏和擠壓形成痛症。舟骨形狀像一粒腰果，中間位置的血液供應明顯較少，如果形成壓力骨折，也較大風險形成骨枯。

而手腕功能另一邊重要的關節是遠端橈尺關節（distal radial-ulnar joint）。用專業吃貨的術語來説，這是吃雞翅膀中段時連接兩條小骨頭的關節。維持這關節的穩定性在於內側尺側的三角軟骨，接壤橈尺韌帶及將手腕背屈的尺腕伸肌（extensor carpi ulnaris）的筋腱。三角軟骨正常有五毫米厚，是腕在後伸時負重時的主要受壓人體組織。如果橈尺關節過度內旋，三角軟骨受壓會隨之增加。軟骨中間血液循環較少，如果長期受壓，不一定有足夠的發炎因子和膠原蛋白供應作出自我修復。如果韌帶有鬆脱現象，手腕內旋時，橈骨會突起反映鬆脱現象，雖然有尺腕伸肌的收緊協助關節穩定性，但亦有可能令肌腱勞損。

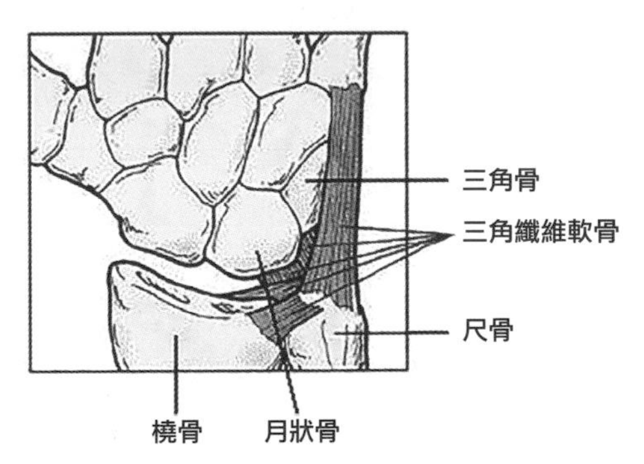

遠端橈尺關節（手背視角）
（圖片來源：“Anatomy TFCC” by Elatmani s is licensed under CC BY-SA 3.0.）

乒乓球運動員經常需要在手腕的正常生理幅度以外重複練習球技。近年乒乓球的球徑愈來愈大，加上現時的製造技術可以做到無縫交接，又可以將球內的空氣抽真空，球員要更使勁用球拍搓過去，才能打到換球前那向前和旋轉的速度。

乒乓球橫拍的反手動作，若果需要為球加強轉速，就必須將手腕放在非正常生理幅度作準備動作擊球。一節兩小時的練習來回擊球數以千計，一星期有十節專項練習，還未計體能訓練或針對腕力的訓練，對各腕韌帶、筋腱和骨頭的勞損可想而知。

手托治療的失誤

生物力學專家曾經天真地建議嫣利用胸椎、肩膊、肘關節等代償動作去擊出同樣球速和旋轉的球，卻徒勞無功；因為教練覺得，從遠端發出來的力，會減慢球手對球的反應時間，在比賽根本不能成為優勢。

醫生曾經叫嫣戴上手托，看看四星期會否出現足夠的疤痕組織固定手腕。但做手托的治療師犯了個挺嚴重的錯誤——沒有將手肘的近端橈尺關節用手托固定好。又用雞翅膀的理論作比喻，如果一端雞中翼關節有旋扭，另一端關節真的可以獨善其身嗎？

四星期拆除手托後的結果強差人意，腕骨的哐啷聲音告訴大家韌帶一直沒有收緊過，腕骨還在玩碰碰車。嫣做手握力測試，整塊橈骨都浮起來，一聲慘叫後，檢查也沒法繼續下去。

嫣沒法回球館練習，在健身室做深蹲做到納悶。偉身在海外習訓，也堅持應有的噓寒問暖，每天的無糖珍珠奶茶從來都沒有缺席。「如果珍珠奶茶可以治腕痛就好了」嫣在想。

診症室裡，醫生在無計可施的情況下，建議嫣找骨科醫生將勞損的手腕韌帶縫起來。她把醫生的建議傳到閨密的朋友圈，她們都苦心婆心叫她不要動手術。因為手術的疤痕會讓手腕回不去受傷發病前的活動幅度，這等於宣布提早退役。

不要以為球員的英語不及醫生厲害、看不懂科學文獻，就以為她們的結論沒有科學根據。事實上，不論手術是將骨頭連韌帶搬到舟骨重建，又或將腕後伸肌韌帶轉駁到舟骨，也不論醫生要完全將關節打開還是用內窺鏡做手術，各個做法也會因為涉及關節囊收細及疤痕組織的增生，令活動幅度少 20% 至 50%。如果嫣玩的是普通球類運動，這減少的幅度或許是無關痛癢，但對乒乓球員而言則等於被廢武功，永不超生。可是，嫣只懂得用普通話溝通，覆診時沒辦法向醫生追問些甚麼。

偉這個法律系高材生，雖然英語厲害，但看見這些血淋淋的手術相片，除了不禁有點想吐，也沒有甚麼實際建議。

醫生知道嫣決定不做手術，唯有建議打自體血小板到受傷的韌帶和軟骨去。嫣因為早前手托治療失敗了，加上她覺得醫生叫她動手術的建議有點不負責任，她決定回中國大陸找醫師治療。

嫣跳進了防火牆，連偉也找不上她。隔了三個月，她找了教授級醫師在患處打了類固醇，也順道回家鄉度假探望父母。再隔了一個月，嫣突然回到球館。她說她的傷康復了，可以重新投入訓練。

可是過了一星期，舊患又再復發，又回到物理治療診所。

因為沒有痛楚，物理治療師終於可以測試她的手握力——十六公斤，只是左手的一半。她進隊時出了名是大力犀牛，可以徒手握爆核桃。痛楚是沒有了，但十六公斤的手握力還只可以做一下，怎能抵擋一星期數以萬計的擊球動作呢？

嫣又回到治療診所和體能室，小心翼翼地練手握力。但因為類固醇的關係，韌帶和筋腱都變得脆弱，治療師和體能教練都不敢將阻力加得太快。接下來漫長的康復時間，令她已經追不上比她更年輕、可以握爆更多核桃的小妮子，她再也沒法打上正選位置。

嫣沒有告訴偉她已經回來，只知偉最近接拍了新廣告，社交網站的追踪人數也節節上升，更找來了專員處理他的粉絲專頁。大學是劉姥姥的大觀園，大學的功課和訓練令偉忙得不可開交。聚少離多，兩小無猜最後變成無疾而終。

嫣沒有對偉失望。她自知自己配不上萬人迷，分開是遲早的事，也沒有打算要挽留些甚麼。但有件事令她耿耿於懷，就是英語那二十六個英文字母。翌日，嫣收拾細軟，到沒有人認識她的國度，還原基本，從A、B、C開始學起……

本篇參考資料：

Andersson J. K.（2017）. Treatment of scapholunate ligament injury: Current concepts. *EFORT open reviews, 2*（9）, 382–393. https://doi.org/10.1302/2058-5241.2.170016

Carratalá, V., Lucas, F. J., Miranda, I., Sánchez Alepuz, E., & González Jofré, C.（2017）. Arthroscopic Scapholunate Capsuloligamentous Repair: Suture With Dorsal Capsular Reinforcement for Scapholunate Ligament Lesion. *Arthroscopy techniques, 6*（1）, e113–e120. https://doi.org/10.1016/j.eats.2016.09.009

Darrow, Marc & Shaw, Brent & Boeger, Gabrielle & Raspa, Steven.（2019）. The Effect of Platelet-Rich Plasma Therapy on Unresolved Wrist Pain. *Orthopedic & Muscular System:Current Research.* https://doi.org/10.4172/2161-0533.1000268

Elsaftawy, A., Jab ecki, J., Jurek, T., Domanasiewicz, A., & Gworys, B.（2014）. New concept of scapholunate dissociation treatment and novel modification of Brunelli procedure - anatomical study. *BMC musculoskeletal disorders, 15*, 172. https://doi.org/10.1186/1471-2474-15-172

Garcia-Elias M.（2013）. Understanding wrist mechanics: a long and winding road. *Journal of Wrist Surgery, 2*（1）, 5–12. https://doi.org/10.1055/s-0032-1333429

Kane, P. M., Vopat, B. G., Got, C., Mansuripur, K., & Akelman, E.（2014）. The effect of supination and pronation on wrist range of motion. *Journal of Wrist Surgery, 3*（3）, 187–191. https://doi.org/10.1055/s-0034-1384749

Kani, K. K., Mulcahy, H., Porrino, J., Daluiski, A., & Chew, F. S.（2017）. Update on operative treatment of scapholunate（SL）instability for radiologists: part 1-SL ligament repair, dorsal capsulodesis and SL ligament reconstruction. *Skeletal radiology, 46*（12）, 1615–1623. https://doi.org/10.1007/s00256-017-2676-8

Luchetti, R., Atzei, A., Cozzolino, R., & Fairplay, T.（2013）. Current role of open reconstruction of the scapholunate ligament. *Journal of Wrist Surgery, 2*（2）, 116–125. https://doi.org/10.1055/s-0033-1343092

Rainbow, M. J., Wolff, A. L., Crisco, J. J., & Wolfe, S. W.（2016）. Functional kinematics of the wrist. *Journal of Hand Surgery（European Volume）, 41*（1）, 7–21. https://doi.org/10.1177/1753193415616939

Sachar, K.（2012）. Ulnar-sided Wrist Pain: Evaluation and Treatment of Triangular Fibrocartilage Complex Tears, Ulnocarpal Impaction Syndrome, and Lunotriquetral Ligament Tears. *The Journal of Hand Surgery, 37*（7）, 1489–1500. https://doi.org/10.1016/j.jhsa.2012.04.036

Sandow, M. J., Fisher, T. J., Howard, C. Q., & Papas, S.（2014）. Unifying model of carpal mechanics based on computationally derived isometric constraints and rules-based motion - the stable central column theory. *The Journal of Hand Surgery, European volume, 39*（4）, 353–363. https://doi.org/10.1177/1753193413505407

Stoesser, H., Padmore, C. E., Nishiwaki, M., Gammon, B., Langohr, G., & Johnson, J. A.（2017）. Biomechanical Evaluation of Carpal Kinematics during Simulated Wrist Motion. *Journal of Wrist Surgery, 6*（2）, 113–119. https://doi.org/10.1055/s-0036-1588025

Tallia, A. F., & Cardone, D. A.（2003）. Diagnostic and therapeutic injection of the wrist and hand region. *American family physician, 67*（4）, 745–750.

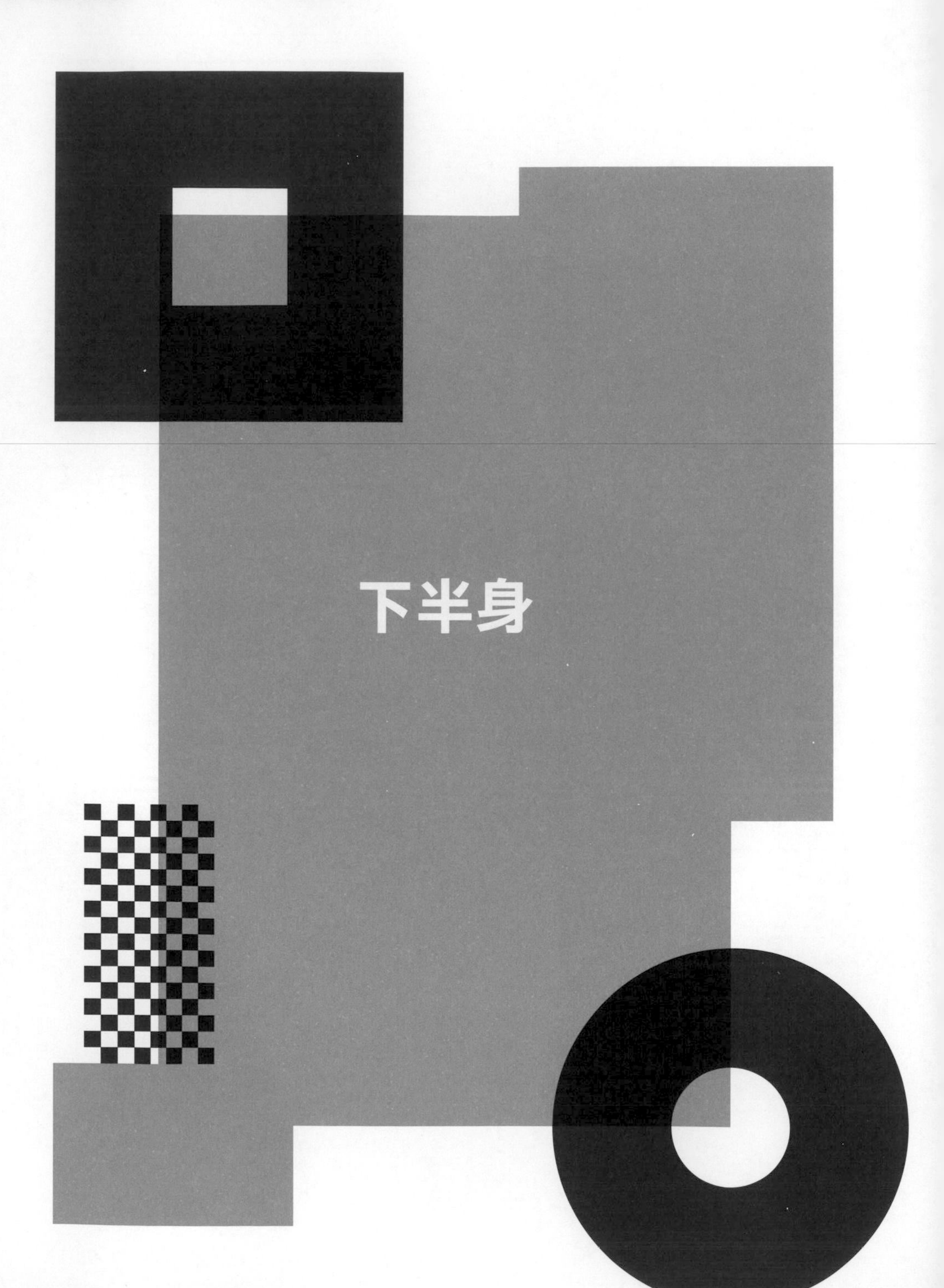
下半身

腹肌地氈式的分裂和合併

Kristy 是個健身教練，她肚裡懷著的寶寶隨時都可以出生。她急不及待要重出江湖，每天都幻想著生產後，就能如其他行家一樣極速修身，然後抱著寶寶拍火辣的照片，在社交媒體上狂吸讚好……待在產房的時候，她已經馬不停蹄地計劃自己的產後修身訓練。

寶寶剖腹產，重七磅五安士。Kristy 自小在外國長大，媽媽也不介意她產後不「坐月」。適量運動與均衡飲食，是她身為新手媽媽和專業健身教練的基本教條。但三個月過去了，她的體重雖然有自然下降，但肚皮還是脹鼓鼓的，她懷孕前最引以為傲的六塊腹肌仍是練不回來。據她所知，這可能是因為懷孕期間為供胎兒發展，腹直肌會從中間分成兩段去支撐正在增加的胎兒活動，到生產後腹肌就會重新連結在一起。

但她沒有做過資料搜集，有超過四成媽媽在產後六個月都有腹直肌分離的狀況。寶寶已經半歲，她的肚皮仍然像個快熟爛的蜜瓜掛在前面。她以為努力做以前健身教練課程提及的核心運動就會有改善，但做了三個多月都毫無起色，更開始連帶有尿滲和腰背痛的問題。丈夫也是健身教練，他擔心妻子的狀況，但說服不了她去看醫生和物理治療師。

物理治療沒有用？

Kristy之所以抗拒求診，原因要追溯到當年Kristy轉行成為健身教練的故事。原來她從前本是羽毛球運動員，但一次膝傷令她不得不退下來，從此亦不再相信物理治療師。事緣當年受傷後，縱然她全程緊遵醫生和物理治療師的醫囑，最終也不能康復到競賽前水平，所以她不再相信物理治療師，反而認為自己的健身知識更能有效解決所有筋肌問題。

然而，當身體的問題直至第二胎產後都沒有改善，婦產科醫生苦口婆心地轉介她看物理治療師，她才勉強到治療師的辦公室。

診所在高級住宅區的轉角，是舊英式店屋改裝過來的。這種設計的好處是白天有日照時，陽光可以直接引進來，不用開燈。Kristy和丈夫的健身房在地窖，裝修也是黑漆漆的，到上班際課程才將霓虹光管點亮，跟隨音樂節拍一閃一閃地閃亮著。

治療師聽過Kristy的病歷。Kristy不情不願地穿回以前教班時穿的露腰裝，將那乾癟了的蜜瓜肚皮給治療師檢查。

治療師發現她的姿勢因為長年的羽毛球訓練有脊柱側彎的問題，左右盆骨也因為羽毛球步法而有不對稱現象。Kristy不能單腳站立，因為腰腹盆不能支撐體重而東歪西倒。到仰臥起坐時，正常人將頭抬起那刻已經開始有腹肌起動，但她將頭抬起來時，腹肌一動不動；到真正做到仰臥起坐時，腰間的狀況把治療師都嚇呆了——整塊腹肌在捲腹那一下懸浮上來，剝離了腹腔應有的腰線。

腹直肌不是真的有六塊，只是中間部分有筋把肌肉隔開六等份。腹直肌中間間開左右的筋腱，叫白線（linea alba）。懷孕期間，白線會將腹直肌分開，就像兩條直放的腰帶般吊住增加了的胎兒負荷。在正常情況，媽媽產後白線會在六至八星期內重新連結；如果沒有連繫在一起，白線會有下垂及分裂現象。而患上腹直肌分離的原因，和產前產後六個月的身高體重指數（BMI）、懷孕期間體重、嬰兒出生時的腰圍及媽媽有沒有先天性關節鬆脫現象有關[1]。

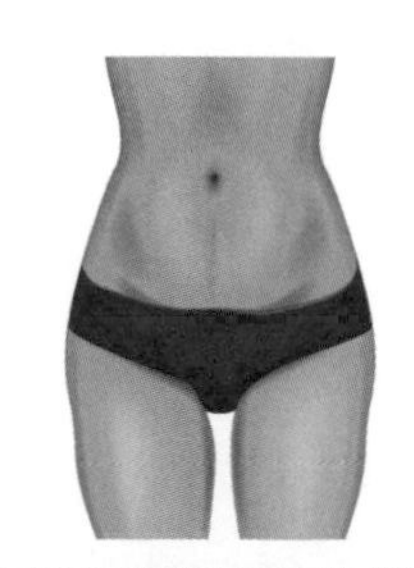

白線

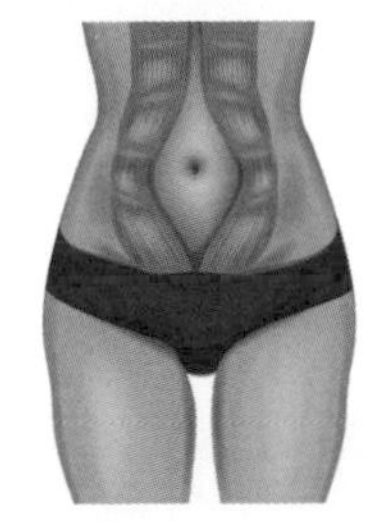

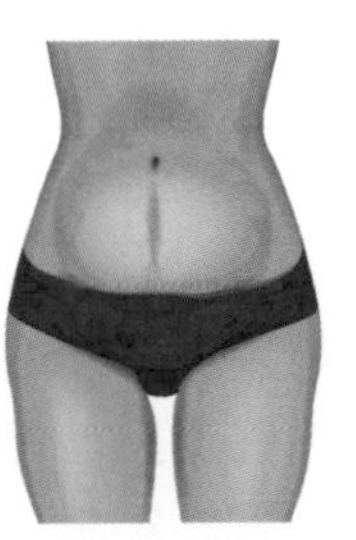

正常腹直肌和腹直肌分離的狀況

腹直肌分離的治療運動

醫生和治療師初期都以為白線只連結著腹直肌。但原來它的前方還同時連繫著第二層的腹內外斜肌（internal and external oblique），後方更連繫到最深層的腹橫肌（transverse abdominis）。以前的產後腹肌鍛鍊，一般只

1 關節鬆脫現象一般的檢測是 Beighton's score。醫師檢查患者的膝關節、手肘、尾指、拇指和全身前屈五組動作，觀察幅度有沒有超過一般人的靈活度，快速測試患者有沒有先天或者因風濕病引起的關節鬆脫問題。

叫媽媽在生產後六星期不做仰臥起坐。但當大家知道白線和三層腹肌都有關係時，就知道要解決腹直肌分離問題，治療運動不可能只針對仰臥起坐一項運動。

另一項迷思是，要判斷治療運動是否成功，是否只需單純地去看肌肉啟動後兩邊腹直肌的距離（或者白線的寬度）就知道效果？但超聲波掃描發現，腹直肌在仰臥起坐時懸浮在肚皮下，影像顯示腹直肌距離也會收窄。所以要將肚皮收得剛好，還需要第二層的腹斜肌和最底層的腹橫肌合作，增加白線在腹肌收縮時的拉力才能成事，而成功的效果，不一定要將腹直肌距離收窄。

針對性的核心肌群鍛鍊跟胸椎、盆骨甚至骨盆底相關肌肉控制有關，因為這些肌肉都會影響腹腔內壓力，影響肌肉啟動的時序和強度。例如若分裂的問題是出現在靠近胸骨的位置，治療師就要檢查上背旋轉的幅度和控制；如果分裂主要出現在肚臍以下，就要看盆骨、臀部和髖關節的幅度和控制。更常見的是，三層腹肌在啟動時機和強度有明顯左右不對稱，又或者胸椎相對盆骨有旋扭狀況，影響腹肌的啟動時機和強度。Kristy 退役前是羽毛球運動員，左右肩膊和腳的步法方面自然有很多不對稱的地方，影響腹肌。

患上腹直肌分離的成因

每個媽媽患上腹直肌分離的成因都不大一樣，也解釋了為甚麼不是每個媽媽上產後運動班都可以改善狀況。概括地説，問題可以分四大類型，並有可能同時超過一種情況出現：

- 關節僵硬肌肉繃緊，需要拉筋或者手法治療改善活動幅度。
- 肌肉／筋膜鬆弛，需要肌肉起動和肌力訓練改善。而腹肌也要分上下兩部分，上腹肌要連帶胸椎一起檢查，下腹肌要連帶盆骨和骨盆底肌肉一併檢查。
- 肌肉起動時機控制問題。這個要靠治療師的功力，去改變患者控制肌肉的腦袋。
- 子宮、膀胱下垂。這類病人就算多努力做運動都未必能改善狀況。治療師施行了若干運動療程，見到肌肉起動狀況已改善，腹直肌仍然有分離狀況，便會假設問題主要是內臟下垂引起，需轉介整形外科醫生。

治療師一手控制著超聲波手柄，觀察三層腹肌的即時活動；另一邊廂，眼睛要盯著看媽媽做動作時，腹直肌是隆起還是撫平。若果起動成功，腹橫肌就像地氈一樣在指頭下滑動，治療師和患者會感到腹直肌滑動，雖然診所旁人都不知道她們在做甚麼，卻會看見雙方突然地會心微笑。Kristy 是運動員料子，很快就掌握了治療師講解的運動，改善腹肌狀況；就算運動治療失敗了，她也會理解是因為子宮下垂，乖乖回去婦科和整形外科，透過手術將腹膜和肚皮縫好。

手術後再過了六個月，Kristy 練回腹直肌，六塊脹鼓鼓的肌肉由下而上由左至右整齊排列好。她重新穿著往日的小背心低腰褲，並特意找紋身師傅將手術疤和蝴蝶圖案完美融合在一起。

每當有新學員問起她這個蝴蝶紋身，她就會把肚皮由蜜瓜變巧克力的故事娓娓道來。

本篇參考資料：

Nahabedian, M.Y.（2018）. Management Strategies for Diastasis Recti. *Seminars in Plastic Surgery, 32*（3）, 147–154. doi:10.1055/s-0038-1661380

Benjamin, D. R., van de Water, A.T.M., & Peiris, C.L.（2013）. Effects of exercise on diastasis of the rectus abdominis muscle in the antenatal and postnatal periods: a systematic review. *Physiotherapy, 100*（1）, 1–8. doi:10.1016/j.physio.2013.08.005

Lee, D., & Hodges, P. W.（2016）. Behavior of the Linea Alba During a Curl-up Task in Diastasis Rectus Abdominis: An Observational Study. *J Orthop Sports Phys Ther, 46*（7）, 580–589. doi: 10.2519/jospt.2016.6536

Hills, N. F., Graham, R. B., & McLean, L.（2018）. Comparison of Trunk Muscle Function Between Women With and Without Diastasis Recti Abdominis at 1 Year Postpartum. *Physical Therapy, 98*（10）, 891–901. doi:10.1093/ptj/pzy083

Beer, G. M., Schuster, A., Seifert, B., Manestar, M., Mihic-Probst, D., & Weber, S. A.（2009）. The Normal Width of the Linea Alba in Nulliparous Women. *Clinical Anatomy, 22*（6）, 706–711. doi:10.1002/ca.20836

Sperstad, J. B., Tennfjord, M. K., Hilde G., Ellström-Engh, M., & Bø, K.（2016）. Diastasis recti abdominis during pregnancy and 12 months after childbirth: prevalence, risk factors and report of lumbopelvic pain. *British Journal of Sports Medicine, 50*, 1092–1096. http://dx.doi.org/10.1136/bjsports-2016-096065

腰間的 A5 和牛

香港《蘋果日報》曾經有篇訪問，說有個牛肉販為了可以專業地賣肉，專程唸了個農業學碩士學位，希望以現代庖丁姿態數盡牛身各個部位的不同煮法，專業程度直叫他的前度女友即使分手後也回來找他買牛肉。他在訪問中說，因為牛的多裂肌爽口，所以適合用來做水煮牛。

這是我第一次在非醫護人員的口中聽到「多裂肌」三個字。

當年修讀基礎物理治療訓練時，仍是一個甚麼都講求「軀幹穩定性」（core stability）的年代。多裂肌（multifidus）是指脊椎骨節之間相連的小肌肉，負責維持腰椎內屈弧度。多裂肌所以「爽口」，是因為當中靠帶氧呼吸作用的 I 型肌肉纖維比較發達，持久力較強，可以維持一整日的反地心吸力。

長期腰背痛與多裂肌的關係

上世紀九十年代開始，不斷有研究指出長期腰背痛的人的多裂肌都有積弱及延遲起動問題，有椎間盤問題的病人會有更明顯的症狀，腰椎大肌肉會相對更加繃緊。老一輩常說腰板要挺直，但如果沒有了多裂肌支撐，正常的內屈曲線就會沒有了，姿勢會比直線還要直，但不見得是好事。多裂肌正常功能是要將腰椎向後屈，肌力積弱的話就會加大前伸幅度，對椎間盤徒增更多壓力。有研究更顯示，有長期筋肌痛症的人，其對應關節相鄰的肌肉普遍都有脂肪組織滲透。

用牛肉販的術語，水煮牛有長期腰痛的話，就會變成佈滿油花的 A5 和牛。

長期腰背痛會令病人避免使用該組肌肉，如是急性拉傷的話或可因此減緩痛楚。但當拉傷組織復原後，該組肌肉就會無法回復到受傷前的動作模式，小肌肉被神經抑制活動，無用武之地，加上年齡增長會令脂肪滲透在肌肉間。早年用作急性扭傷的類固醇，雖可以極快速消炎止痛，但同時亦會刺激肌肉脂肪滲透，復健困難重重。骨肉相連，肌肉鍛鍊難發展的同時，骨骼若缺少周邊肌肉的收縮張力，骨質會漸漸變脆弱，加上代謝變化，最終可能形成骨質疏鬆甚至骨折。

所以，只管吃的話，大家都想吃 A5 和牛；比喻做人的話，還是做水煮牛較好。因為 A5 和牛很大可能有長期關節痛。

脂肪滲透對肌肉的影響

除了腰椎，身體其他部位的勞損傷害也會因為肌肉被脂肪滲透而較難復原。例如肩膊旋袖肌勞損撕裂，若果已有脂肪滲透，肌肉功能就難以復原，做過接駁手術的筋腱亦容易再次撕裂。肌肉脂肪滲透普遍是慢性阻塞性肺病、長期腎病、中風半身不遂和失智症的併發症，跟老人跌倒風險有直接關係。

處理脂肪滲透的方法，不外乎是多做針對多裂肌和腰椎大肌肉協調的運動。由以前在大學求學年代所學，趴在床上做的多裂肌獨立起動，到後來的臨床普拉提在儀器和蓆上坐立、四點支撐等不同位置的骨盆前傾動作，再進階到將多裂肌和腰椎大肌肉的協調啟動應用到日常和運動上，將功能慢慢恢復。但暫時研究顯示運動只能預防脂肪滲透及延伸的肌力衰退，未有證據顯示持續運動可以逆轉情況。跟保持骨質密度的道理一樣，恒常運動應該趁年青「存貨」較多時進行。要防治脂肪滲透肌肉引起的關節痛，需要物治療師為患者量身訂做治療方案，檢查逐塊肌肉的協調，再作單一和整合的肌力鍛鍊。個別肌肉群組的電刺激治療，亦有助調整活動功能的肌肉啟動模式，但不能替代運動治療。

所以，要肌肉保持最佳狀態，人類必須將其肌肉鍛鍊得爽口彈牙。肥牛這回事，還是留給鐵板燒和麻辣燙吧。

本篇參考資料：

Addison, O., Marcus, R. L., LaStayo, P. C., & Ryan, A. S.（2014）. Intermuscular Fat: A Review of the Consequences and Causes. *International Journal of Endocrinology, 2014*, 1–11. https://doi.org/10.1155/2014/309570

Goodpaster, B. H., Chomentowski, P., Ward, Rossi, A., Glynn, N. W., Matthew J. Delmonico, Kritchevsky, S. B., Pahor, M., & Newman, A. B.（2008）. Effects of physical activity on strength and skeletal muscle fat infiltration in older adults: a randomized controlled trial. *Journal of Applied Physiology, 105*（5）, 1498–1503. https://doi.org/10.1152/japplphysiol.90425.2008

Hamrick, M. W., McGee-Lawrence, M. E., & Frechette, D. M.（2016）. Fatty Infiltration of Skeletal Muscle: Mechanisms and Comparisons with Bone Marrow Adiposity. *Frontiers in endocrinology, 7*, 69. doi:10.3389/fendo.2016.00069

Osti, L., Buda, M., & Del Buono, A.（2014）. Fatty infiltration of the shoulder: diagnosis and reversibility. *Muscles, ligaments and tendons journal, 3*（4）, 351–354.

Valencia, A. P., Lai, J. K., Iyer, S. R., Mistretta, K. L., Spangenburg, E. E., Davis, D. L., … Gilotra, M. N.（2018）. Fatty Infiltration Is a Prognostic Marker of Muscle Function After Rotator Cuff Tear. *The American Journal of Sports Medicine*, *46*（9）, 2161–2169. https://doi.org/10.1177/0363546518769267

足球場上的難言之隱

有人説女軍醫和男軍醫最大的分別，很多時只在於更衣沖身的幾分鐘。

某次大型運動會的選手村內竟然有酒賣，團長和治療師們完成一天工作，都喜歡去摸摸酒杯底。我不知道是外國的酒特別烈，還是有人借意將話題變得尷尬：「聽講你以前做很多足球比賽，若果球員被對手踢到老二，你通常會怎樣做？」團長的笑裡藏著一把小李飛刀。

女同事雖然已喝過幾杯，仍然答得頭頭是道。正如《魔球》（*Moneyball*）作者 Michael Lewis 在他的育兒書 *Home Game* 裡寫，要講男人的命根，理想的方法是盡量用最學術、最醫學的方法來解説。

首先，要等待球證示意，軍醫才可進場。很多時軍醫早就看見球員被踢到要害，但面對此情況，場邊支援第一要訣是要忍笑，然後攙扶球員到場邊。

這類受傷球員一般會有點作嘔作悶，不知道這是否睪丸酮間歇性栓塞的反應。若果睪丸在受傷後盡快進行手法或手術矯正，間歇性阻塞的血液循環對身體沒有太大的長期影響，但也有零星的臨床報告指出，這會降低用來刺激腦下垂體釋放卵泡刺激素（follicle-stimulating hormone, FSH）和黃體素（luteinizing hormone, LH）的促性腺素釋素（gonadotropin-releasing hormone, GnRH），以及睪丸酮（testosterone）水平也可能會受影響，或影響生育能力。

大會通常會要求軍醫在邊線做檢查，保障球員可以在治理傷患後快速地在下一個自由球轉換時重返比賽。問題來了，觀眾的眼球和電視直播的導演都不希望見到開籠雀。拉到更衣室呢？這就代表球員就算沒事都不能回到邊線；而且孤男寡女共處更衣室做男性檢查，如果其中一方哭著跑出來控告對方性侵就變成無頭公案。因此，我們唯有在場邊暗角偷偷地做檢查。同事別過頭，著球員拉開褲子自行檢查。

第一步是要球員看一看、捏一捏被踢中的一邊有沒有紅腫痛熱。有的話很簡單，根據教科書，這類傷患的即時治理方法口訣原來跟其他傷患一樣：

P（protection）**保護**：用當時現場有的資源，對患處進行保護，避免因為沒有額外保護而繼續受到傷害。

R（rest）**休息**：這包括身、心、靈的全面休息。如何讓小兄弟得到全面身心靈休息，要包括要禁止實體、聲音和影像的刺激。

I（ice）**敷冰**：敷冰一方面可以抑制發炎症狀，另一方面可利用這種入心入肺的冷掩蓋痛楚。

C（compression）**加壓**：這能防止患處因為發炎腫脹而衍生痛楚。

E（elevation）**提升**：這能預防患處因為積液腫脹而產生痛楚。至於小兄弟怎樣做提升，我猜想，應該是拱橋吧，還有甚麼方法呢……

睪丸傷患大致分三種撕裂：

- **穿刺性**：通常是有利器，或者子彈刺穿。
- **鈍狀撕裂**：通常是由外物用力打進陰囊。除了球類、搏擊運動的短兵相接外，常見的還有單車運動員在騎車時和座位的撞擊。有研究發現，登山單車運動員相比非單車運動員有明顯睪丸鈣化狀況，可見除了急性撞傷，「他們」也可以有長期勞損。
- **套狀撕裂**：睪丸被陰囊完全擠出，例如被機器夾到。

球員面色一轉，說：「沒有紅腫痛熱，但……只是……不見了。」

「不見了！？」

是的，會不見的。男孩出生時，睪丸起初是在腹腔裡有腹膜包著，到出生後數個月的發展，睪丸才會下垂滑到腹腔外，溫度比正常體溫低攝氏兩至三度的陰囊裡。隨著年齡增長，腹股溝的韌帶及筋膜亦因男性的發育變化而變得鬆弛。足球比賽中，很少球員會慣性戴保護裝置，結果短兵相接的撞擊力，大得可以令睪丸穿過腹股溝，沿著孩提時用來袋袋平平安的縫隙上去，被推擠到腹股溝、腹腔、陰莖、恥骨、會陰等位置。若果男士天生輸精管較短又或者曾經患過小腸腹股溝疝脫（即小腸沿同一條路線滑到腹股溝以下位置）或會提高睪丸脫位的風險。

正常體溫下的睪丸，是生不成精子的，球員為著他下半生的幸福，焦躁不安。為免事情變得嚴重，治療師叫他使勁地原地狂跳，希望可以靠地心吸力掉回陰囊裡，雖然成功率只得約 15%。幸好他不怕尷尬向女軍醫提出，很多男士撞到後諱疾忌醫，直到數日甚至數個月後，睪丸旋扭了影響血液循環，導致輸精管萎縮才後悔莫及，變成活太監了。

當然，這要找個鏡頭攝不進的角落進行，以免被誤會是鬼上身。終於，一輪狂跳後，球員面色再一轉，一臉舒泰。

這下子，治療師可以肯定不用跟球員去急症室了。急症室醫生會親自上陣做人手復位，如果還是不成功的話就要召喚泌尿專科醫生做人手復位。一顆細小的器官要隔著多重組織做人手復位本身已經十分困難，加上扭傷而來的水腫，和過程本身引起的疼痛，所以成功率也只有約 15%。如果最後仍是不成功的話，就要施行急救手術，醫生會用超聲波確定睪丸鬆脫的位置和血液循環狀況，然後動刀將睪丸復回陰囊中。

「飲勝！」團長的奸計似乎不能得逞，他又呷了一口啤酒，泡沫還在嘴邊未抹掉，又緊接另一個語無倫次的話題……

本篇參考資料：

Aslam, M. Z., Thwaini, A., & Sundaram, S. K.（2009）. Testicular dislocation: a rare consequence of blunt scrotal injury. *Canadian Urological Association Journal, 3*（3）, E1–E3.

Frauscher, F., Klauser, A., Stenzl, A., Helweg, G., Amort, B., & zur Nedden , D.（2001）. US Findings in the Scrotum of Extreme Mountain Bikers. *Radiology, 219*（2）, 427–431. https://doi.org/10.1148/radiology.219.2.r01ma42427

Jacobsen, F. M., Rudlang, T. M., Fode, M., Østergren, P. B., Sønksen, J., Ohl, D. A., Jensen, C., & CopMich Collaborative（2020）. The Impact of Testicular Torsion on Testicular Function. *The World Journal of Men's Health, 38*（3）, 298–307. https://doi.org/10.5534/wjmh.190037

Zavras, N., Siatelis, A., Misiakos, E., Bagias, G., Papachristos, V., & Machairas, A.（2014）. Testicular Dislocation After Scrotal Trauma: A Case Report and Brief Literature Review. *Urology Case Reports, 2*（3）, 101–104. http://doi.org/10.1016/j.eucr.2014.02.004

梅利退役之痛——股臼夾擠綜合症

2019年澳網的記者會上，梅利哽咽宣布決定退役，鴨舌帽愈拉愈低。正值事業高峰的他，此刻不論對自己還是球迷都感到無地自容，強忍著男兒淚的面容，球迷看見也覺得揪心。

其實早在2017年中他已經飽受髖關節傷患困擾，經歷了無數復健，又退出了加拿大公開賽、辛辛那堤大師賽和美國公開賽，加上溫布頓的衛冕失敗，世界排名因為缺賽大跌至八百名以外，2018年1月他曾向澳洲骨科醫生 John O' Donnell 求診，做了第一次手術。他復出日子由原本五個月後的格拉斯哥挑戰盃延至六個多月後的皇后錦標賽，結果還是在第一圈出局。再退出溫布頓、美網一輪遊，醞釀到2019年澳網慘敗，我一邊打這些戰績，一邊也替他感到納悶。

到第二次手術後看到他在社交網站發出的照片，我才肯定他患上的是股臼夾擠綜合症及併發的骨關節炎和軟骨磨損。

股臼夾擠綜合症

髖關節由大腿股骨球狀（head of femur）連接杯狀盆臼（acetabulum）

組成，兩端都有軟骨作緩衝。運動員的活動量比一般人大，關節長期受壓，會形成股骨凸輪畸形（CAM deformity）或盆臼增生變成蟹鉗狀畸形（pincer deformity）。若活動方式再沒有任何轉變，軟骨會有不同程度的磨損，關節空間會變得狹隘。而骨科醫師見到照片有上述結構性病變，都會提供手術作為治療方案的意見。

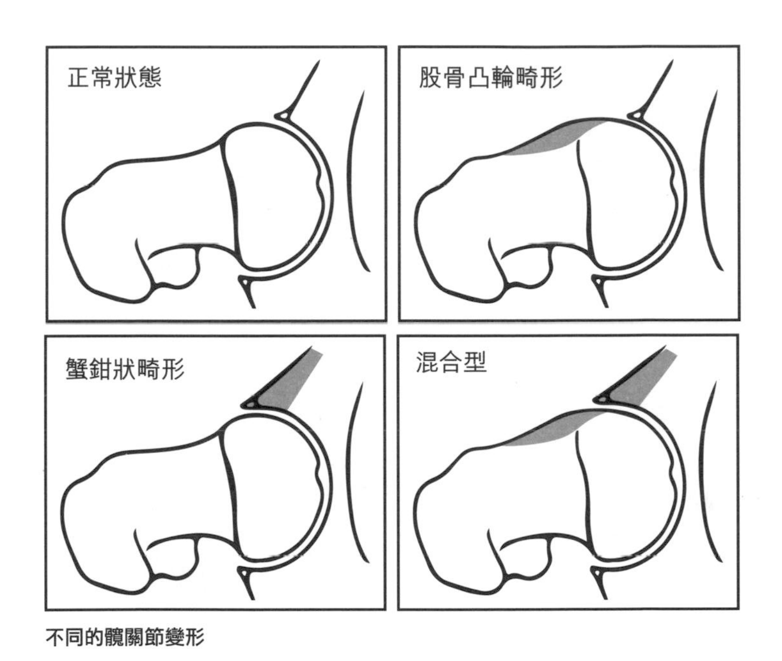

不同的髖關節變形

下筆一刻我要十分小心。因為愈來愈多研究顯示，這些磨損和痛症的關聯其實沒有大家想像的那麼直接。

有美國骨科醫生在先進運動會（一般是三十歲以上運動員參加的大型國際運動會）向五百多名六十歲以上運動員進行髖關節影像普查。發現能夠進行體育競技的長者中竟然有超過 80% 以上有關節畸形狀況，甚至有先天性半脫臼狀況，活動狀況問卷顯示他們並沒有因為髖關節任何症狀而影響訓練和練習。而且，在兩側都有畸形狀況的運動員檢查中，報告顯示也只有 26% 兩側都有髖關節痛症。這些數據分析證實，畸形的嚴重程度和骨關節炎發病率沒有直接關係。

一直以來，臨床人員也以為關節僵硬是因為畸形而生的症狀，然而又有另外的研究顯示，關節僵硬和畸形嚴重程度沒有直接關係。

痛楚究竟從哪兒來？

不要亂，切記一點：畸形和退化，只是勞損的結果。如果治療時只顧修補這些後遺症，而沒有處理勞損的成因，那麼任憑關節表面被手術刀批得多麼完美，不當的活動方式沒變，依然以高強度運動量撞擊關節同一位置，最後只會浪費醫師的一番心血。

很多時臨床人員直覺髖關節受壓都是因為髖骨頭和盆臼的直接撞擊，很容易忘記了髖關節是一個可以 360 度旋轉的關節。運動員因為技巧需要，髖關節長期在旋轉幅度邊緣受壓。除了骨和骨之間的碰撞，周邊的韌帶亦因為長期拉扯而鬆脫，這間接地增加了關節在活動期間旋轉時的離心和撞擊力，若果身體有正常恢復和適應，韌帶和骨質會長厚作緩衝，間接形成上述畸形，亦解釋為何有人在照片照出畸形但沒有產生任何症狀。

而更多人在關節拉傷韌帶前，其實早已經拉扯到周邊肌肉。髖關節除了大幅度活動的肌肉外，也有四塊外旋肌、臀中肌、梨狀肌及髂腰肌負責收縮，將球狀骨「吸入」杯狀骨增強關節穩定性。關節、韌帶、肌肉三劍客相互合作，盡量保證球只在杯中轉動；反之，不同組織的撞擊拉扯就會傳到神經，形成痛症。

有證據顯示中度至嚴重髖骨關節炎的患者中，其臀中肌在磁力共振掃描底下有萎縮跡象，甚至有脂肪積聚在肌肉纖維中間。另外，醫師進行髖關節修補術時亦需要剷開髖關節小外旋肌以便內窺鏡進入關節表面。這些骨科醫師未必會在診治時告訴患者，卻都是復健的重要因素。

我假設梅利的治療師和體能教練團隊都知道這些醫療程序對髖關節周邊肌肉的影響。但要等待手術時剷爛的肌肉自然復原，再激發肌肉收縮以增強肌力、持久力和爆發力，還要和髖關節大肌肉甚至核心肌群協調至可以進行高水平競技，如此漫長的過程，2018 年 1 月動的手術，醫護竟向世界頂尖球員保證 5 月可以復出，不禁令人懷疑他們的信心從何而來。或者，這又是地獄賽程惹的禍，他們都被迫如此進取。

另外一個問卷調查顯示，就算醫師有沒有硬銷髖關節動手術的好處，患者對股臼夾擠綜合症的修補手術都有過高的期望。術後十二個月的跟進，收回來的問卷只有約 60% 滿意手術結果，其餘表示他們仍然需要服用止痛藥減輕痛楚或者仍然需要枴杖助行；收不回問卷的，研究人員打電話跟進，大都被病患問候祖宗十八代，質問為何動手術這回事不是一勞永逸。

梅利能否無痛地打得成溫布頓作謝幕，對每天工作都是幫人家復出的我來說，還不敢太樂觀。

本篇參考資料：

Anderson, L. A., Anderson, M. B., Kapron, A., Aoki, S. K., Erickson, J. A., Chrastil, J., Grijalva, R., Peters, C.（2015）. The 2015 Frank Stinchfield Award: Radiographic Abnormalities Common in Senior Athletes With Well-functioning Hips but Not Associated With Osteoarthritis. *Clinical orthopaedics and related research, 474*（2）, 342–352. https://doi.org/10.1007/s11999-015-4379-6

Gosvig, K..K, Jocobsen, S., Sonne-Holme, S., & Gebuhr, P.（2008）. The prevalence of cam-type deformity of the hip joint: a survey of 4151 subjects of the Copenhagen Osteoarthritis study. *Acta Radiologica, 49*（4）, 436–441. https://doi.org/10.1080/02841850801935567

Mannion, A.F., Impellizzeri, F.M., Naal, F.D., & Leunig, M.（2013）. Fulfilment of patient-rates expectations predicts the outcome of surgery of femoroacetabular impingement. *Osteoarthritis and Cartilage, 21*（1）, 44–50. https://doi.org/10.1016/j.joca.2012.09.013

Retchford, T. H., Crossley, K. M., Grimaldi, A., Kemp, J. L., & Cowan, S. M.（2013）. Can local muscles augment stability in the hip? A narrative literature review. *Journal of Musculoskeletal & Neuronal Interactions, 13*（1）, 1–12. PubMed PMID: 23445909.

Weir, A., de Vos, R. J., Moen, M., Hölmich, P., Tol, J.L.（2011）. Prevalence of Radiological signs of femoroacetabular impingement in patients presenting with long-standing adductor-related groin pain. *British Journal of Sports Medicine, 45*（1）, 6–9.

Zacharias, A., Pizzari, T, English D.J., Kapakoulakis, T., Green, R.A.（2016）. Hip abductor muscle volume in hip osteoarthritis and matched controls. *Osteoarthritis and Cartilage, 24*（10）, 1727–1735. https://doi.org/10.1016/j.joca.2016.05.002

華弟的髀罅——
足球員的鼠蹊傷患

2018年世界盃決賽週十六強英格蘭對哥倫比亞一戰，射手占美華迪向領隊修夫基表示因為鼠蹊受傷，沒能參與十二碼射門。隨後的操練，華迪只有隨隊做熱身活動，沒能全程操練，其餘時間在醫療室渡過。

鼠蹊傷患的成因

翻查「華弟」的傷患紀錄，鼠蹊傷患已經不是第一次。在2015/16英超賽季，他也曾因此缺席兩場比賽。鼠蹊傷患的成因主要是因為運動專項需求運動員要做出急速轉腰或改變跑動方向的動作，日積月累下對腹肌和大腿內收肌的筋腱及相連的恥骨拉扯而成的勞損病症。這應該是運動傷患中比較吊詭的傷患，因為牽涉的可以是筋肌、骨骼、神經線、內臟、血管甚至從腰椎病變擴散形成腹股溝痛症，更可以同時有多種情況出現。所以，要正確作出診斷，就如和傷患跳探戈一樣，一下推一下卸便會失手。

主要成因	其他筋肌成因	比較罕見病症
大腿內收肌（adductor）相關痛症 **髂腰肌（iliopsoas）相關痛症** **腹股韌帶（inguinal）相關痛症，包括恥骨軟骨相關病症** **髖關節（hip joint）相關痛症**	**腹股溝疝氣** **疝氣手術後遺症** **神經線受壓** • 閉孔神經（Obturator nerve） • 跨鼠蹊神經（Ilioinguinal nerve） • 殖股神經（Genitofemoral nerve） • 胯下腹（Iliohypogastric nerve） **從身體其他部位傳來的牽涉痛（referred pain）** • 腰痛 • 骶髂關節（sacroiliac joint） **筋腱和骨頭連接點過度受拉扯而成的骨凸炎（apophysitis）或撕除性骨折（avulsion fracture）** • 髂骨前上棘（anterior superior iliac spine, ASIS） • 髂骨前下棘（anterior inferior iliac spine） • 恥骨（public bone）	**壓力症骨折** • 股骨頸（neck of femur） • 恥骨枝（pubic ramus） • 髖臼（Acetabulum） **髖關節相關** • 股骨頭骨骺滑脱（slipped capital femoral epiphysis）——青少年發病 • 柏斯氏病（perthes disease）——兒科發病缺血性壞死，俗稱骨（avascular necrosis） **腹股溝淋巴相關疾病** **腹部內臟相關疾病** • 前列腺炎 • 尿道炎 • 盲腸炎 • 大腸憩室炎 **婦科疾病** **強直性脊椎炎** **癌症**

表 1.2 腹股溝痛症成因

臨床檢查一般包括大腿內收肌、髂腰肌的柔韌度及肌力、相關組織的表面觸診及檢查腹股韌帶筋腱有沒有鬆脱或摸到有疝氣等。根據臨床的不同假設，醫生或會轉介運動員做超聲波、X光、磁力共振甚至顯影電子掃描輔助檢查。不同專科醫生對照片中的筋腱是否有發炎或水腫也有可能有不一致的意見。如果是恥骨和相鄰筋腱拉扯的相關病症，更不會在照片中看出甚麼端倪。照片可能照不出患處有甚麼病症，反而有一些和症狀無關的偶然發現誤導治療方向，所以隨後的治療應以臨床表徵作主導。

醫生和治療師只有距離下一場比賽的兩天時間治療華弟，可以做的其實不多。醫生最多可以處方類固醇消炎藥消炎止痛，物理治療師則透過電療、超聲波、微電流加上軟組織手法紓緩痛症，另外可配以低阻力等長肌肉收縮、深層核心肌肉起動和呼吸調息，即時解決部分痛症問題。因為腹股溝的皮膚比較敏感，球員的毛髮有可能相對旺盛，加上關節轉角位置較多，不太適宜用任何貼布治療。

領隊修夫基的十二碼政策，是要球員 100% 肯定自己有信心和能力射門。占美華迪由週薪 30 英鎊的無名小卒晉身成為英超冠軍射手的故事，有追看英超的球迷都耳熟能詳。加上曾經受心理學家 Dr Pippa Grange 調教，信心方面一定不是問題，領隊還曾公開說會將華弟安排射最後一腳十二碼。

但當英格蘭和哥倫比亞加時踢成平手，抽搐的褲襠突然告訴華弟：「還是跟領隊說我不行吧。」內收肌腱不容易撕裂，生理和心理影響卻可以影響痛楚程度。當香港人都聽過黃蘊瑤炒車跌斷肋骨繼續比賽拿到亞運銀牌的故事，就明白痛楚是可以被意志壓抑，好讓自己可以留守賽場到最後。但另一個情況是，極大的壓力所產生的皮質醇會「撻著」腦袋的防衛機制，然後用痛楚告訴自己要遠離實際或潛在的危險。

英格蘭十二碼的魔咒，深深烙印在國民腦海。強如名宿波比查爾頓、奇雲基瑾、舒利亞和碧咸都在大型國際盃賽射失十二碼錯失奪標機會，領隊修夫基自己也在 1996 年世界盃準決賽對德國時射失關鍵十二碼，不能晉身決賽。事後他向傳媒表示，連他的媽媽也在賽後會問他的射門為甚麼如此糟糕。射失十二碼後全國人遷怒於自己的壓力大得不能想像，雖然射失後不會像對手哥倫比亞的球員般，回國後有被暗殺的風險；但看到自己領隊二十多年後仍未釋懷，最後一刻他選擇不讓自己做千古罪人，這痛楚來得似乎剛剛好。痛楚永遠是真實的，就讓痛楚幫自己下這個出場決定吧。

贏了。

修夫基振臂一呼，連帶身穿的馬莎百貨出品的馬甲銷量爆燈；戴亞當了英雄，雖然他的射門被《鏡報》特邀的牛津大學數學系教授批評為五個射門裡最大機會被守門員撲救的一個。但原本不在名單卻臨危受命，射進了門還有甚麼可以挑剔？

華迪在賽後立即被隊醫以針藥治療，賽後回國繼續配合康復治療。初期治療主要是處理疼痛為主。腹股溝問題的痛症來源雖然可能跟各內收肌、髂腰肌、恥骨（核心肌群）和髖關節四方面相關，但痛症成因在這四方面都環環相扣，所以康復療程上都需要全方面考量這四方面的功能，以確保復操後減少復發，持續表現。

腹股溝痛症的康復治療

所有有關運動功能的肌肉起動可以即時進行，這包括盆骨深層的髂肌（iliacus）、腹橫肌（transverse abdominis）、骨盆底肌肉及臀中肌（gluteus medius）的起動。這些運動可以透過治療師即時觸診檢查，甚至輔以生物反饋器材（例如氣壓計、實時超聲波檢測等）。如果痛楚情況許可，可將患肢站立並進行前後及兩側鐘擺練習，這可以在低阻力的情況下減少痛楚和促進細胞復原增生。

如果問題是與髖關節相關，治療師便需要檢查髖關節和骶髂關節的活動幅度。如果關節呈繃緊狀態，治療師便需要用手法或伸展運動改善活動幅度。如果關節有鬆脱問題，治療師需要回到髂肌、腹橫肌及臀中肌的起動，利用肌肉張力將股骨頭「吸」回去，增強關節穩定性，準備關節強化練習。如果沒有這些活動準備，關節便會有股臼夾擠甚至髖臼上唇撕裂的風險。

第一階段患者的肌肉收縮應以最底痛楚程度為標準，即是視類比量表（visual analog scale）10 分滿分裡只有 2 分或以下的痛楚程度下進行收緊動作，到沒有痛楚後才會進階到阻力更強、速度更快、牽涉更多關節的動作。阻力主要用繩纜或橡皮筋帶動，主要是為了肌肉在整個活動幅度都可以承受穩定的阻力，訓練也要盡早用站立姿勢進行，目的是為了日後運動時，除了患肢的擺動外，也要注意站立時盆骨及下肢的控制，有沒有過分拉扯另一邊的內收肌肉。

現時最有系統的內收肌康復運動療程要數卡塔爾體育學院聯同丹麥哥本哈根醫學院及挪威奧斯陸運動傷害研究中心的臨床指引。進階的肌力運動中，有一個名叫「哥本哈根內收肌練習」的運動基本上可以總結學者認為運動員復操對於肌力和核心肌群控制要到達一個甚麼境界。

哥本哈根內收肌練習一：

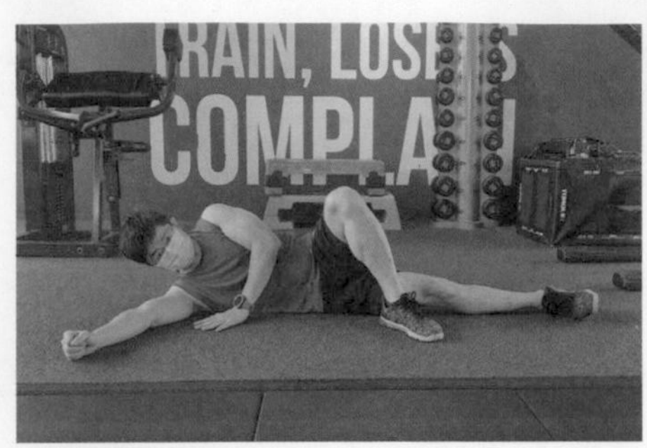

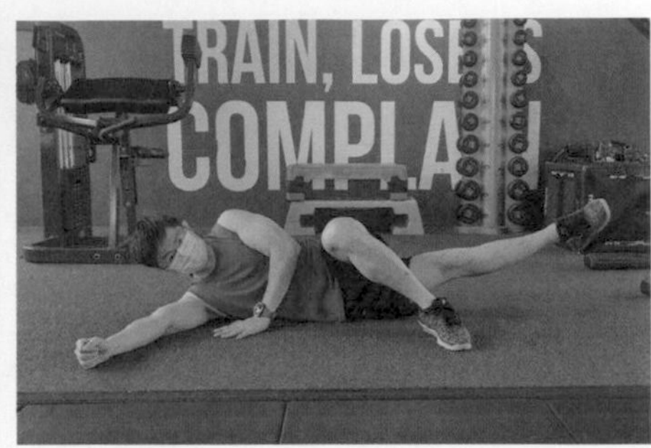

哥本哈根內收肌練習二：

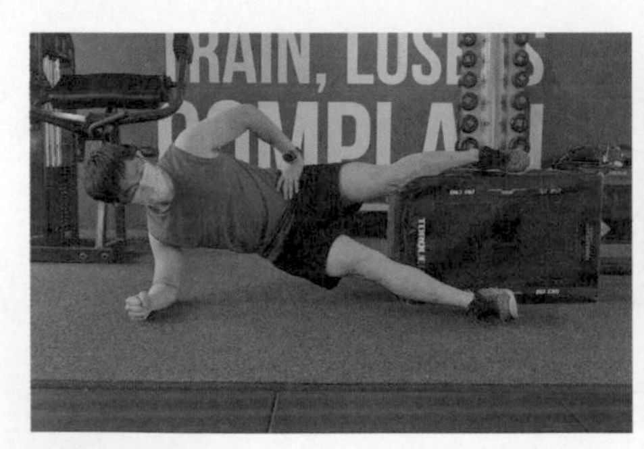

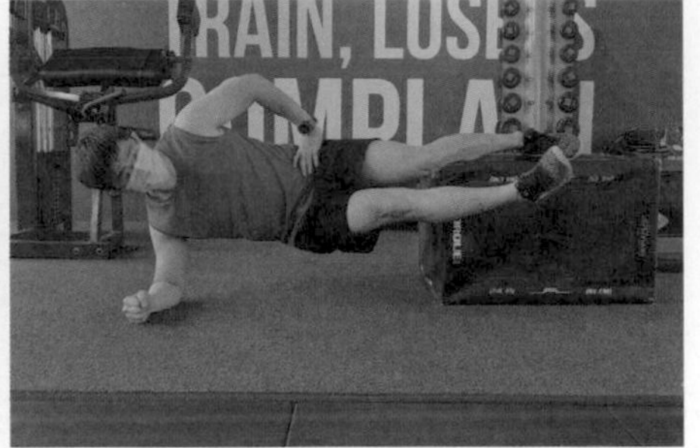

哥本哈根內收肌練習三：

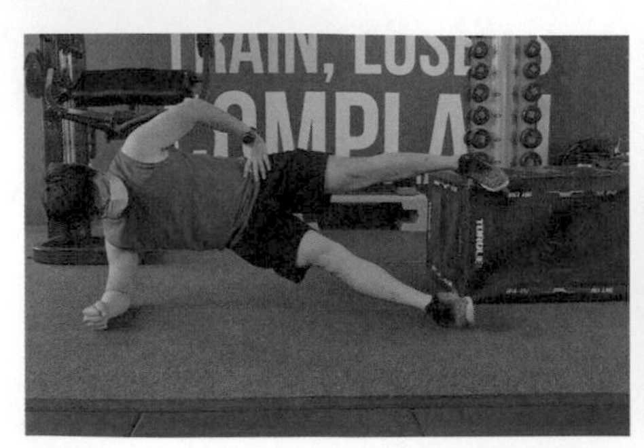

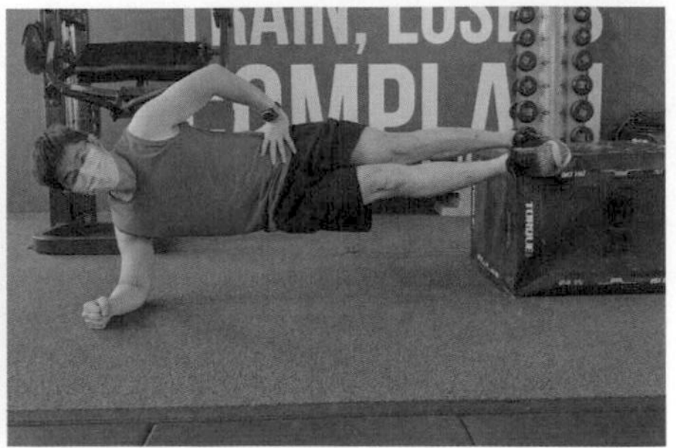

運動功能恢復方面，治療師、體能教練和專項教練要商討運動要達到的體能要求，例如衝刺跑和方向轉換的速度等。以下是一個足球運動員所需的復操條件：

臨床表徵	運動專項訓練
• 觸診沒有痛楚 • 肌肉在伸展幅度收縮沒有痛楚 • 肌肉在完全伸展下沒有痛楚 • 哥本哈根內收肌練習 10 下沒有痛楚 • 全速 10 x 30 米衝刺跑沒有痛楚 • T 字跑全速沒有痛楚	• 以全速進行敏捷度測試沒有痛楚 • 場地蜘蛛網衝刺跑測試中以全速跑動沒有痛楚 • 專項運動技能測試以全力進行沒有痛楚 • 在能預計及不能預計下能自如改變跑動方向沒有痛楚 • 雙腳、單腳的垂直及水平跳躍在起跳及著地都沒有痛楚 • 不同位置及目標傳球都沒有痛楚 • 交叉走動沒有痛楚 • 角球斬球 • 射球練習 • 一對一攔截

不論注射的是類固醇、透明質酸還是只有安慰作用的生理鹽水，他未必需要懂得這是針藥的作用，還是休息帶來的自然復原。眼見隊友哈利簡尼勢如破竹，還問鼎金靴獎，在對瑞典一役坐在後備席上看風景，或許沒有多少壯志未酬的難堪。他腦海裡會開始想像，瑞典老將伊巴謙莫域和碧咸打賭輸了，要穿著英格蘭國家隊球衣在溫布萊球場吃炸魚薯條的模樣，會是如何滑稽。

世界盃後，華弟仍然斷斷續續受到鼠蹊傷患困擾，在 2020/21 賽季更因為此傷要開刀。英超對球員的操練和比賽負荷對於已有舊患，只有殘忍，沒有仁慈。不論手術是要修補腹外斜肌的筋膜、腹股韌帶或相連的軟組織，甚至是內收肌腱，運動員能夠重返競賽水平的機會率在各項臨床研究都能達到 80% 至 90%。華弟在執筆之時已經復操，還望他可以在綠茵場繼續馳騁。

本篇參考資料：

Branci, S., Thorborg, K., Bech, B. H., Boesen, M., Magnussen, E., Court-Payen, M., Nielsen, M. B., & Hölmich, P.（2015）. The Copenhagen Standardised MRI protocol to assess the pubic symphysis and adductor regions of athletes: outline and intratester and intertester reliability. *British Journal of Sports Medicine, 49*（10）, 692–699. https://dx.doi.org/10.1136/bjsports-2014-094239

Bisciotti, G. N., Chamari, K., Cena, E., Garcia, G. R., Vuckovic, Z., Bisciotti, A., Bisciotti, A., Zini, R., Corsini, A., & Volpi, P.（2021）. The conservative treatment of longstanding adductor-related groin pain syndrome: a critical and systematic review. *Biology of sport, 38*（1）, 45–63. https://doi.org/10.5114/biolsport.2020.97669

Farber, A. J., & Wilckens, J. H.（2007）. Sports hernia: diagnosis and therapeutic approach. *The Journal of the American Academy of Orthopaedic Surgeons, 15*（8）, 507–514. https://doi.org/10.5435/00124635-200708000-00007

Harøy, J., Clarsen, B., Wiger, E. G., Øyen, M. G., Serner, A., Thorborg, K., Hölmich, P., Andersen, T. E., & Bahr, R.（2019）. The Adductor Strengthening Programme prevents groin problems among male football players: a cluster-randomised controlled trial. *British Journal of Sports Medicine, 53*（3）, 150–157. https://doi.org/10.1136/bjsports-2017-098937

Kachingwe, A. F., & Grech, S.（2008）. Proposed algorithm for the management of athletes with athletic pubalgia（sports hernia）: a case series. *The Journal of Orthopaedic and Sports Physical Therapy, 38*（12）, 768–781. https://doi.org/10.2519/jospt.2008.2846

Larson C. M.（2014）. Sports hernia/athletic pubalgia: evaluation and management. *Sports health, 6*（2）, 139–144. https://doi.org/10.1177/1941738114523557

Retchford, T. H., Crossley, K. M., Grimaldi, A., Kemp, J. L., & Cowan, S. M.（2013）. Can local muscles augment stability in the hip? A narrative literature review. *Journal of Musculoskeletal & Neuronal Interactions, 13*（1）, 1–12.

Thorborg, K., Reiman, M. P., Weir, A., Kemp, J. L., Serner, A., Mosler, A. B., & HÖlmich, P.（2018）. Clinical Examination, Diagnostic Imaging, and Testing of Athletes With Groin Pain: An Evidence-Based Approach to Effective Management. *The Journal of Orthopaedic and Sports Physical Therapy, 48*（4）, 239–249. https://doi.org/10.2519/jospt.2018.7850

Tyler, T. F., Silvers, H. J., Gerhardt, M. B., & Nicholas, S. J.（2010）. Groin injuries in sports medicine. *Sports health, 2*（3）, 231–236. https://doi.org/10.1177/1941738110366820

Weir, A., Brukner, P., Delahunt, E., Ekstrand, J., Griffin, D., Khan, K. M., Lovell, G., Meyers, W. C., Muschaweck, U., Orchard, J., Paajanen, H., Philippon, M., Reboul, G., Robinson, P., Schache, A. G., Schilders, E., Serner, A., Silvers, H., Thorborg, K., Tyler, T., ...Hölmich, P.（2015）. Doha agreement meeting on terminology and definitions in groin pain in athletes. *British Journal of Sports Medicine, 49*（12）, 768–774. https://doi.org/10.1136/bjsports-2015-094869

大腿後肌——抽筋還是拉傷？

敏浩是學界足球裡的大明星。名校出身、一百八十三厘米高，梳著跟最紅韓星一模一樣的髮型（幸好校規不許他染髮），每逢有他出場的比賽，球場就會多很多女生的尖叫聲，對手只有羨慕和嫉妒。

「你的腳法如何，你的命運也必如何。」

「不。你的樣子如何，你的命運也必如何。」

學界生涯最後一場比賽

雖然敏浩腳法秀麗，但從來沒有見過他踢足九十分鐘。據説，他初中時每場比賽一到七十分鐘，大腿就會抽筋。他父母遍尋所有名醫和運動科學專家，由拉筋、喝電解質、半場吃香蕉……都解除不了魔咒。物理治療師知道他的筋腱從小就拉不開，雖然如此，他每天仍然很虔誠地用三十分鐘拉開自己緊張的筋腱。可惜最後通常不到兩節練習，肌肉又再繃緊起來。

教練覺得這問題不重要，反正他只要出場七十分鐘便足以協助球隊贏冠軍，只要敏浩的父母親滿意孩子的表現，這些問題都不是問題。

直至學界總決賽，雙方打成1：1平手。七十分鐘時，教練知道是時候要將敏浩調出，但敏浩表示希望可以在學界生涯最後一場比賽全場上陣。結果到九十分鐘完場時，兩隊仍處於膠著狀態。球來球往，就在加時下半場快要完結前，敏浩一記射門，皮球射穿龍門——學校終於可以拿下久違了好幾年的學界冠軍。當所有人簇擁著他慶祝勝利的一刻，他的後腿卻令他痛不欲生。人人以為只是平常的抽筋，但敏浩過了良久也沒辦法站起來，要兩名隊友扶著離場。

現場的治療師和醫生心裡都有定數，他的大腿後肌應該撕裂了。

英國田徑總會醫學團隊建議將大腿後膕繩肌傷患分成四大等級。除了臨床關於活動幅度、痛楚及腫脹程度受限外，如果需要預計復操時間，運動員應該照磁力共振影像，了解傷患嚴重程度（見P.103表1.3）。

有時候，這些筋肉的問題，痛也好，抽筋或肌肉酸痛也好，有時就像怎樣都擠不破的膿瘡，要徹徹底底地推倒重來，才可以涅槃重生。

因應膕繩肌傷患的分級，治療及復操所需的時間也會有顯著分別（見P.104表1.4）。

症狀	等級	影像顯示
沒有撕裂	0a	有壓痛點，但磁力共振影像正常。
	0b	整條肌肉酸痛，但磁力共振正常，或有遲發性肌肉酸痛（delayed onset muscle soreness, DOMS）。
輕度撕裂（運動時或完成後或有痛楚但可以完成訓練）	1a	相關肌肉組織旁的筋膜、脂肪組織有異常。肌肉少於 10% 撕裂或撕裂長度少於五厘米。筋膜或附近位置或有水腫、出血現象。
	1b	磁力共振顯示肌肉及筋腱連接點有撕裂。
中度撕裂（無法進行訓練）	2a	除筋膜外，肌肉纖維在磁力共振下有 10% 至 50% 橫切表面撕裂現象，或者撕裂長度有五至十五厘米，但肌肉纖維仍能保存。
	2b	肌肉纖維在磁力共振下有 10% 至 50% 撕裂，肌肉纖維完全斷裂少於五厘米，筋腱沒有受傷。
	2c	撕裂延伸至筋腱，但撕裂長度少於五厘米及 50% 筋腱直徑。
嚴重撕裂（活動幅度明顯受限，行動不便，肌力明顯減退）	3a	磁力共振顯示超過 50% 肌肉橫切面或超過十五厘米長度撕裂，並延伸至周邊範圍。
	3b	磁力共振顯示超過 50% 肌肉橫切面或超過十五厘米長度撕裂，主要集中在肌肉及／或筋腱中央。
完全撕裂（觸診可以摸到斷裂位置，但比 3 級撕裂痛楚較少）	4c	磁力共振顯示肌肉完全斷裂並有大量水腫及出血現象。

表 1.3 大腿後膕繩肌傷患在磁力共振下四大等級

	筋膜肌肉撕裂	肌肉及筋腱撕裂	筋腱為主撕裂
復原機制	• 發炎 • 纖維化	• 發炎 • 周邊衞星細胞激發肌肉纖維再生	• 發炎 • 膠原蛋白再生 • 筋腱纖維重整及成熟
生理復原需時	最多三星期	四至八星期	二至四個月
復跑策略	盡早復跑及展開功能性訓練	• 漸進式跑步練習 • 訓練因應強度及速度提升 • 因應運動專項需要提供相關康復訓練，例如彎腰、攔截及衝刺	延遲有關跑步速度訓練，促進筋腱復原
肌力訓練	• 提早恢復由體能教練提供重訓課表 • 膕繩肌專項訓練並非首要任務	• 等速及離心收縮 • 針對受傷肌肉的康復訓練	• 因要促進筋腱復原，膕繩肌等長收縮訓練需時較長 • 離心肌肉收縮將延遲展開，配合筋腱復原
復操條件	完成跑步相關進階臨床檢查	• 完成跑步相關進階臨床檢查 • 肌力臨床測試（例如等速收縮測試）生物力學測試	• 完成跑步相關進階臨床檢查 • 肌力臨床測試（例如等速收縮測試） • 生物力學測試或需要再照磁力共振

表 1.4 大腿後膕繩肌傷患復原時間及運動考量

經常抽筋的原因

敏浩到了診症室，治療師終於了解他為甚麼經常抽筋。原來因為季前體檢時他的核心肌群成績不好，於是他的父母就安排他加操。仰臥起坐、前平板、側平板統統都做足有餘，前腹那一排巧克力腹肌謀殺了不少少女心。可是治療師叫他示範平板時，發現他的「平板」雖然可以撐半個甚至一個小時，但從背後看他的姿勢並不正確，他的腰椎下垂形成馬鞍狀，前腹沒有能力支撐；屁股翹起，表示將髖關節前屈的髂腰肌正在做代償工作，真正的核心肌群根本沒有鍛鍊到。治療師叫他踢腿，發現他的黃金右腿在平躺狀況之下完全踢不起。一來因為後肌真的如體檢顯示緊到不行，二來因為鍛鍊腹平板時的下垂姿勢令髂腰肌繃緊，腹肌又因為沒有適當調整，不能將盆骨向後傾，結果根本沒有能力將腿提高。

治療大腿後肌拉傷的泰斗 Dr Carl Askling 將因拉傷而受傷的原理分為兩類，一是短跑、足球、欖球運動員般因為是加速衝刺跑而受傷；二是像舞蹈員那種純粹因為過度伸展而受傷。前者如果及時減輕訓練量作針對性的肌肉負荷調整訓練，一個星期內已經可以作緩步跑；而舞蹈員傷患，即使忍受一段時間不做任何伸展動作，也不可過早開始高強度重訓。因為肌肉不論是否已經復原，基於受傷前肌肉已經有過度伸展的問題，所以患者進行康復運動時，未必可以及時察覺痛楚或繃緊的問題。運動員有時會認為康復運動要有拉扯或者痛楚感覺才有治療效果，但其實做康復運動時如有痛楚代表肌肉活動已經過量甚至再有輕微撕裂，所以治療師要向運動員強調進行後肌撕裂的康復運動及完成動作後都不應感到任何不適。

超聲波掃描結果顯示，敏浩後肌外側的二頭肌有二級撕裂。不幸的是，撕裂的位置靠近屁股坐骨，肌肉連帶筋腱撕裂，這類受傷都比較難痊癒，康復時間長，也難以保證康復後可以回復正常的運動水平。筋腱組織的韌性比肌肉強，但因為主要成份是I型膠原蛋白，血液循環也比肌肉少，復原除了慢以外，康復運動量太少會沒效果，但運動量太多又容易引發痛症。新的疤痕組織長出來纏繞著肌肉和筋腱，也不可能純粹利用一般的肌肉或筋腱罐頭式運動處方就可以徹底解決問題。

更弔詭的是，治療師在檢查時發現敏浩的三條後肌，繃緊的只有內側的半筋肌和半膜肌，外側的二頭肌除了受傷那一截外，其他是不成比例的瘦小肌肉。這明顯是因為過量鍛鍊腹肌所導致的。用力地將腹肌向前捲的，除了會鍛鍊到巧克力型的腹直肌外，還會拉扯到連接腰椎和前胯的髂腰肌，所以愈是瘋狂地做仰臥起坐，這些肌肉愈是繃緊到完全不能放鬆。髂腰肌另一個作用是將髖關節內旋，在衝刺跑的時候，因為整條大腿在內旋狀態向後踢，內側的半筋半膜被迫要撐起整條後腿的工作量。外側二頭肌日積月累變得慵懶，連醫生都誤以為敏浩是足球員衝刺跑時容易出現的收縮性拉傷，事實應是他提腿射門時的伸展式拉傷。

這是後肌拉傷最難治的一種。敏浩已經得到大學的有條件取錄，大學足球隊的教練對他的康復也憂心忡忡。

後腿拉傷的復原治療

Askling 強調，後腿拉傷的復原，是要逐漸將肌肉在負重的狀態下拉長。他提倡用三組不同難度動作——由單腳拱橋（extender）、單腳「插水」（diver）到用滑行墊做分腿（glider），在後肌做離心收縮同時，亦挑戰腰盤核心的穩定性。終極版本還有北歐式後腿肌肉練習（nordic hamstrings）——鎖住腳踝、雙膝跪下、在墊上連人帶大腿向前傾，過程必

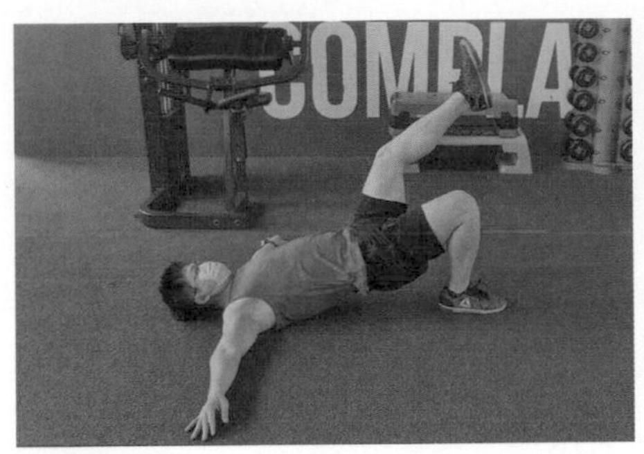

單腳拱橋

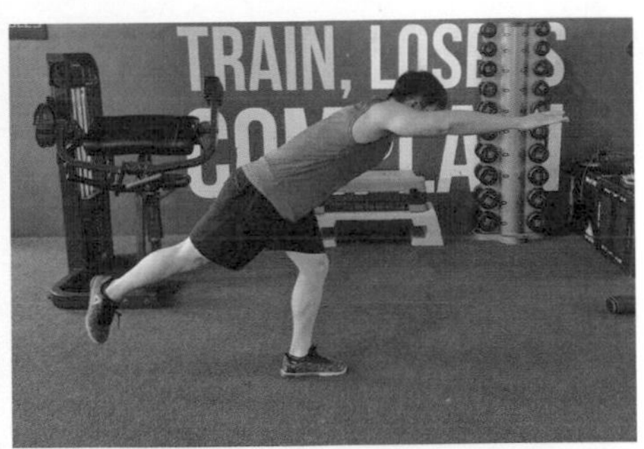

單腳「插水」

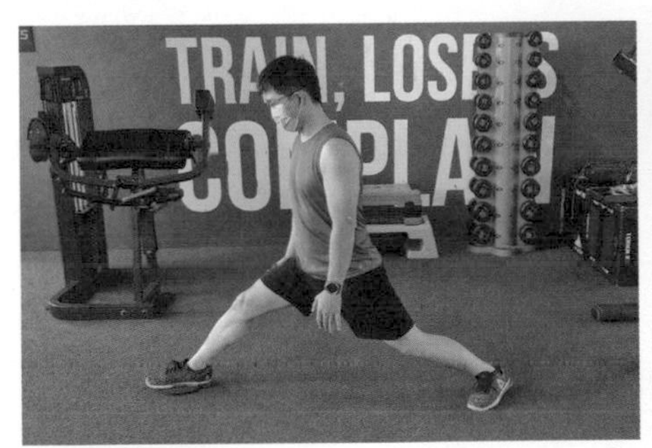

用滑行墊做分腿

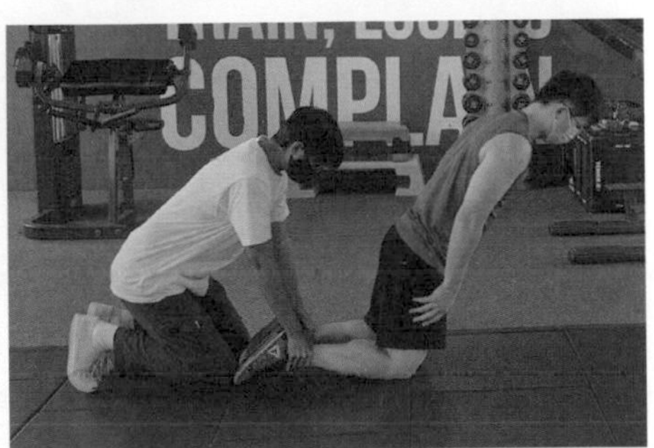

北歐式後腿肌肉練習

須保持軀幹和大腿在同一直線，這是一些精英運動員重返練習時必須經過的難關。

最初一兩個月敏浩都緊遵醫生和物理治療師的指示回診所覆診。上到大學，雖然他因傷患不能出席選拔，但校隊仍然歡迎他隨時回去復操。可是一個學期過去了，敏浩遲遲未有歸隊復操。

大學迎新營裡，學長們告訴新生，進大學後有五件要事：勤讀書、狂「上莊」(參與大學社團幹事)、做兼職、住宿舍、談戀愛。

足球在這五件事裡嗎？好像也被敏浩拋諸腦後了。原來他踢足球全是父母親的意思，他根本不喜歡踢足球，遇上嚴重的傷患，正好有藉口可以離開足球，在大學尋找自己真正喜愛的事情。

後來知道，他在大學第二年贏到大專學界歌唱比賽，得到一紙唱片公司的合約，看來為了夢想他又需要和父母糾纏一番了。

本篇參考資料：

Askling, C. M., Tengvar, M., & Thorstensson, A.（2013）. Acute hamstring injuries in Swedish elite football: a prospective randomised controlled clinical trial comparing two rehabilitation protocols. *British Journal of Sports Medicine, 47*（15）, 953-959. doi: 10.1136/bjsports-2013-092165

Cuthbert, M., Ripley, N., McMahon, J. J. Evans, M., Haff, G. G., & Comfort, P.（2020）. The Effect of Nordic Hamstring Exercise Intervention Volume on Eccentric Strength and Muscle Architecture Adaptations: A Systematic Review and Meta-analyses. *Sports Medicine , 50*（7）, 83–99. https://doi.org/10.1007/s40279-019-01178-7

Danielsson, A., Horvath, A., Senorski, C., Alentorn-Geli, E., Garrett, W. E., Cugat, R., Samuelsson, K., Senorski, E. H.（2020）. The mechanism of hamstring injuries–a systematic review. *BMC Musculoskeletal Disorders, 21*（1）, 641. https://doi.org/10.1186/s12891-020-03658-8

Macdonald, B., McAleer, S., Kelly, S., Chakraverty, R., Johnston, M., & Pollock, N.（2019）. Hamstring rehabilitation in elite track and field athletes: applying the British Athletics Muscle Injury Classification in clinical practice. *British Journal of Sports Medicine, 53*（23）, 1464–1473. https://dx.doi.org/10.1136/bjsports-2017-098971

Narouei, S., Imai, A., Akuzawa, H., Hasebe, K., & Kaneoka, K.（2018）. Hip and trunk muscles activity during nordic hamstring exercise. *Journal of Exercise Rehabilitation, 14*（2）, 231–238. https://doi.org/10.12965//jer.1835200.600

Pollock, N., James, S. L., Lee, J. C., & Chakraverty, R.（2014）. British athletics muscle injury classification: a new grading system. *British Journal of Sports Medicine, 48*（18）, 1347–1351. https://dx.doi.org/10.1136/bjsports-2013-093302

van der Horst, N., Smits, D. W., Petersen, J., Goedhart, E. A., & Backx, F. J.（2015）. The preventive effect of the nordic hamstring exercise on hamstring injuries in amateur soccer players: a randomized controlled trial. *British Journal of Sports Medicine, 48*（7）, 609–610. doi: 10.1136/bjsports-2014-093494.135

深蹲時，膝蓋不能過趾尖？

每逢佳節倍思親。報章健康版訪問物理治療師，出動了治療師的娘親，示範各種雙人練習，場面溫馨有愛。當中有一個畫面，治療師和娘親隔著健身球背對背，影片字幕顯示膝蓋不能過腳趾尖，治療師的解說也很強調這一點。然後，治療師和娘親一同蹲下去一刻，四個膝蓋一同越了界出了軌，這個圖文不符，瞬間成為同業間的熱話。

香港的物理治療業界一直信守深蹲時膝蓋不能超越趾尖的戒條，原因源自於 2002 年一份治療師必讀的物理治療科學期刊文章。因為實驗證明深蹲時，如果膝蓋超越腳趾，髕股關節受壓就會顯著增加。自此，連物理治療教授都會提醒學生這點的重要性，也成為康復運動課的重要守則。

不怕告訴大家，物理治療的基本訓練中，其實沒有多少是關於健身房重訓，所以很多物理治療師也沒有正式的體能教練執照，也沒有拿槓鈴的經驗。

正確的深蹲

深蹲這動作是一種閉鎖式動力鍊（closed kinetic chain）練習，進行練習時，腳掌或手掌首先固定位置，然後軀幹、腰、盆、髖、膝、踝都需要伸縮以完成整套動作。不同科學文獻對參與者做深蹲動作的要求都略有差異，但有兩點是必須要達到的：一、腰椎保持正常的腰椎內凹角度，腳踝要有相當的前屈幅度。腰背鎖不好會影響脊椎壓力，一般建議都會要求頭不可以過度前伸，因為頭愈遠離腰椎，就表示腰椎要利用更長的槓桿完成動作。二、骨盆在全套動作要有適量而不過度的前傾，這是因為髖關節的前屈幅度要夠深，方可將壓力適量地分配在腰椎、大腿和膝蓋上。白人普遍做不到亞洲蹲（又或你們喜歡叫這個做「大媽蹲」）很多時就是因為髖、腳踝關節幅度受限的關係。白人孩提時候都有柔軟度高的腳踝關節，深蹲拿玩具更是易如反掌。但青春期成長過後，白人天生手長腳長，加上日常生活上有椅子和座廁，根本用不著挑戰做深蹲，因此他們的重心不容易往前移。如果沒有達到這兩項要求，其他甚麼核心肌群控制、膝關節大腿肌肉控制之類的就沒戲唱了。

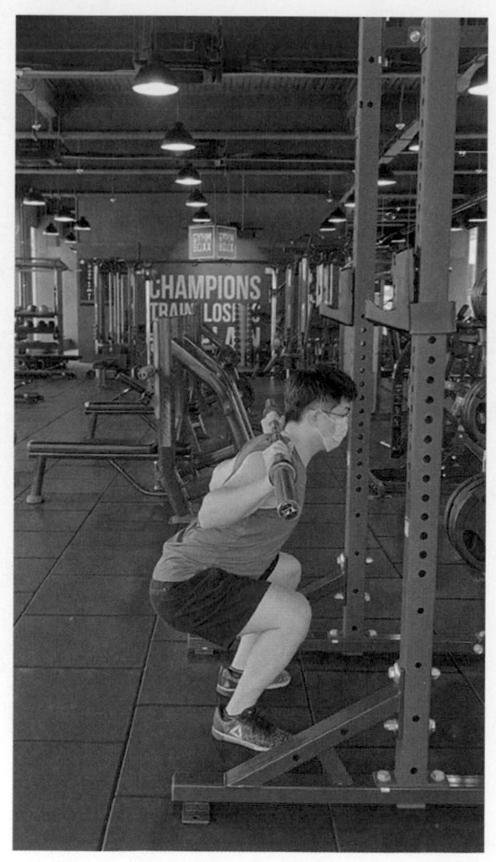

正確深蹲示範

另外一個例子是，奧運舉重項目的精英選手和世界紀錄保持者，大都是手腳比例比較短、軀幹相對較長的身形。

早於 1977 年已經有人研究精英舉重運動員的後蹲動作，發現愈精英的運動員，腰要用的力就愈少，軀幹愈直立，他們更佳的核心肌群控制，可以令腹腔壓力像米芝蓮車胎人一樣有氣壓承起負重。這不只是腹肌的功勞，同時是由腹內外斜肌、腹橫肌、橫隔膜、骨盆底肌肉和呼吸吐納的協調而成。

腳踝方面，除了關節的幅度外，運動員是否將重量集中在腳掌中央這點亦極為重要。小腿全程收縮，沒有增長或縮短，可以增強腳掌的穩定性，同時可以確保足弓保持正常狀態防止內翻。小腿表面的腓腸肌是雙關節肌肉，後蹲過程中如將膝關節前屈收縮，腳踝反而需要放鬆讓關節前屈。小腿腓腸肌底下的比目魚肌是單關節肌肉，腳踝前屈時也有離心收縮，收緊時伸長肌肉，吸收槓鈴對身體的壓力。對於膝蓋影響方面，因為小腿腓腸肌連結大腿股骨，所以也會影響關節穩定性。一般而言，如要減少髕股關節在做深蹲動作的壓力，腳掌擺位收窄可以做到同樣效果，但這又會令前後十字韌帶的壓力增加，有可能增加大小腿的前後拉力，反之亦然。

膝關節的壓力

話題來到深蹲的主角——膝關節。髕股關節其實只是膝關節的三分之一，還有大小腿中間的脛股關節和兩條小腿骨間的脛腓關節。但凡膝蓋超過腳趾時，壓力一定會有所增加，那麼哪一部分的膝關節最容易受傷？若膝不過趾真的是戒條和禁忌，我想大家日後也要「戒」落樓梯和「禁

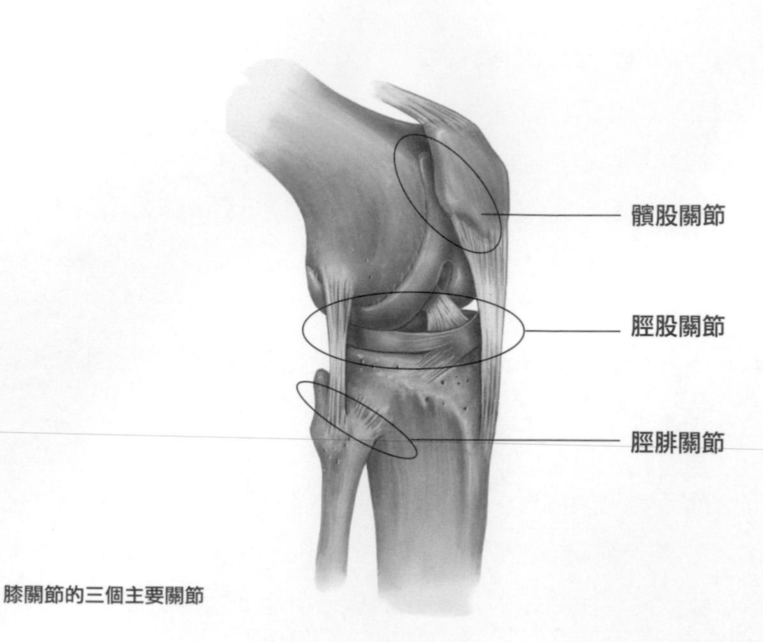

膝關節的三個主要關節

坐」，未了解之前就「淆底」，向自己發出限坐令，減低不必要的起坐防止退化。

然而，我們更要關注的，還有大小腿中間的半月板和膝蓋底下的髕腱。半月板的磨損和大小腿骨的前後移動幅度或有關係，幅度多少就和前後十字韌帶的堅韌度有關。有文獻指出深蹲時大小腿骨間（脛股關節）出現前剪力（anterior shearing force），脛骨有前移趨勢，當膝屈至15度至30度時此剪力為最高，當膝屈至60度時則減少。在深蹲膝關節全屈的角度下，膝關節的前後移動幅度是最少最沒有壓力。這數據告訴我們甚麼？深蹲時，從直立位置屈膝下蹲的首30度脛股關節面的前剪力為最大，即膝其實還未過趾已有壓力。若以這理據分析微蹲（mini squat）的好與壞，這運動也很快成為禁忌。

至於髕腱就更有趣了。雖然和髕股關節一樣，當筋腱拉到與膝蓋超越腳趾的一樣擺位時，前屈愈多受壓愈大，但實驗室的結果顯示，這個角度的拉力其實不及髕腱要拉斷力度的一半，所以，如果為了減少膝關節壓力而避免將膝蓋頂在腳趾前做深蹲反而顯得有點不切實際。

美國物理治療學會有關前膝痛的臨床指引顯示，和髖關節有關，尤其是股大肌和股中肌的起動及強化運動是康復治療的其中一項要點。若果要利用深蹲達致起動和強化，其幅度需要深至膝蓋超越腳趾擺位才能做到。如果在大腿和水平平行之前就已經煞停了的話，反而做不到理想的治療效果。

雖然髕股關節在深蹲到膝蓋全屈時會增加受壓，但兩組不同的實驗顯示，不論是槓鈴的鐵餅增加，還是正常人士和癡肥人士的對照，深蹲時膝蓋超越腳趾尖所增加的關節壓力都遠遠比不上負重增加所多出來的壓力。所以，真正想在深蹲時減少膝關節壓力的話，還是好好學一代歌后 Adele 般，離開鎂光燈隱世埋名痛快地減一百磅吧。

深蹲學問博大精深，有前、有後、有闊、有窄；一時又翹臀，一時又要腳跟離地，一時又膝蓋不能過腳趾尖⋯⋯説到底萬變不離其宗的，就是

此文章特別鳴謝註冊物理治療師、美國國家體能協會認證體能專家（NSCA, CSCS）「關節 sir」梁佑文提供槓鈴技巧及相關生物力學內容。

網站：https://www.connectphysiohk.com/

Facebook：Calson Leung **關節** sir

YouTube：Calson **關節** sir

要關注我們的關節活動力，要柔韌之餘還要有足夠的肌力控制整個活動幅度。做深蹲要不要過趾尖，其實是要看個人想靠這項運動達到甚麼效果。膝關節在深蹲時有多少壓力，體重和槓鈴負重比膝蓋前屈角度更為關鍵。

本篇參考資料：

Cotter, J. A., Chaudhari, A. M., Jamison, S. T., Devor, S. T.（2013）. Knee joint kinetics in relation to commonly prescribed squat loads and depths. *Journal of strength and Conditioning Research, 27*（7）, 1765–1774. doi:10.1519/JSC.0b013e3182773319

Mulholland, S. J., Wyss, U. P.（2001）. Activities of daily living in non-Western cultures: range of motion requirements for hip and knee joint implants. *International Journal of Rehabilitation Research, 24*（3）, 191–198. doi: 10.1097/00004356-200109000-00004

McLaughlin T. M., Dillman C. J., Lardner T. J.（1977）. A kinematic model of performance in the parallel squat by champion powerlifers. *Medicine & Science in Sports & Exercise, 9*（2）, 128–133.

Singh, D. K. A., Bailey, M. & Lee, R.（2013）. Decline in lumbar extensor muscle strength in older adults: correlation with age, gender and spine morphology. *BMC Musculoskeletal Disorders, 14*, 215. doi: 10.1186/1471-2474-14-215

Singh, B., Yack, H. J., Francis, S. L., & Janz, K. F.（2015）. Biomechanical loads during common rehabilitation exercises in obese individuals. *International Journal of Sports Physical Therapy, 10*（2）, 189–196.

Schoenfeld, B. J.（2010）. Squatting kinematics and kinetics and their application to exercise performance. *Journal of Strength and Conditioning Research, 24*（12）, 3497–3506. doi: 10.1519/JSC.0b013e3181bac2d7

Wallace, D. A., Salem, G. J., Salinas, R., & Powers, C. M.（2002）. Patellofemoral Joint Kinetics While Squatting with and without an External Load. *Journal of Orthopaedic & Sports Physical Therapy, 32*（4）, 141–148. doi: 10.2519/jospt.2002.32.4.141

Willy, R. W., Hoglund, L. T., Barton, C. J., Bolgla, L. A., Scalzitti, D. A., Logerstedt, D. S., Lynch, A. D., Snyder-Mackler, L., & McDonough, C. M.（2019）. Patellofemoral Pain: Clinical Practice Guidelines Linked to the International Classification of Functioning, Disability and Health From the Academy of Orthopaedic Physical Therapy of the American Physical Therapy Association. *Journal of Orthopaedic & Sports Physical Therapy, 49*（9）, CPG1–CPG95. doi: 10.2519/jospt.2019.0302

Zhang, S.（2018, March 16）. Why Can't Everyone Do the 'Asian Squat'? All the way down! Not on your toes!. *The Atlantic*. Retrieved November 15, 2020, from https://www.theatlantic.com/health/archive/2018/03/can-you-do-the-asian-squat/555716/

沒有前十字韌帶的女孩

前《運動畫報》記者、調查報道專家David Epstein寫的*The Sports Gene*一書，為了貫穿全書的論調，將前十字韌帶撕裂的成因只和基因COL5A1扯上關係。但根據國際奧委會2008年關於前十字韌帶撕裂的調查報告，除了基因外，受傷亦可以歸因於運動員技術水平、運動器材、地硬等，甚至月事都可以是問題。

北歐曾經有兩項研究，分別研究月事對專業滑雪和手球女運動員表現的影響，發現月經起計第九至十四日是前十字韌帶受傷的高峰期，此現象激發科學家們紛紛尋找當中的成因，研究月事以至避孕藥所連帶的荷爾蒙問題如何對軟組織產生影響。説不定不久的將來，吃避孕藥預防前十字韌帶撕裂會忽然變成潮流趨勢。

説起女生前十字韌帶受傷的話題，我想起她。某天我忽然被一個同事在診症期間拉走，到診症室外的跑道上看一個女孩做彈跳運動。「這就是我得意之作！靜靜告訴你，這女生差不多可以復操了，即使她的膝蓋完全沒有前十字韌帶支撐喔！」眼見女生在轉身、彈跳、衝刺跑甚至從一米多的高度跳下來都動若脱兔，揮灑自如。我有點不相信自己的眼睛，問同事借女生檢查一下。

她是個籃球員，兩個月前弄傷右側膝蓋前十字韌帶，但她沒有選擇立即進行手術，打算先看看復健情況如何再做決定。我將她帶到檢查台坐下，著她將膝蓋 90 度放在台上。我用手輕輕一拉——正常的膝蓋因為有韌帶保護，應該動也不動，但因為她受傷而且沒有做手術，整條小腿脛骨可以輕易徒手拉起來。

前十字韌帶的位置及撕裂成因

前十字韌帶膝關節內是一條連接大腿股骨和小腿脛骨的韌帶，作用是在腳掌著地時防止脛骨前移及內旋。韌帶到了小腿脛骨有兩個接口，膝關節伸直時後端會比較繃緊；前端則在彎曲時為膝關節提供保護。

奧委會調查顯示，女性前十字韌帶撕裂的風險比男性高出三倍。這現象的成因主要是：

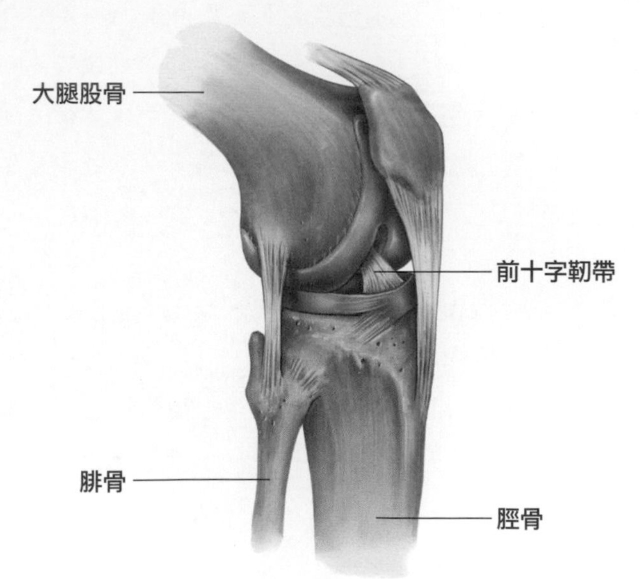

前十字韌帶的位置

- 大腿末端兩髁中的空間比男性的為窄。

- 荷爾蒙水平影響到韌帶強度較弱。

- 女性盆骨比例比男性為闊，以致大小腿的垂直偏差（Q angle）會比較大：這也間接影響女性在騰空著地時膝關節內旋的角度會比較大。

- 女性大腿前的四頭肌和後膕繩肌的力量比例會比男性高；換句話說，女性在騰空著地的動作中偏好用四頭肌卸去撞擊力，當後腿膕繩肌力量不足，就容易將撞擊力轉化成小腿脛骨前移的剪力。

- 女運動員騰空著地時，整條腿的連接動作中，其髖膝前屈角度較男性大，表示膝關節可以旋轉受傷。

前十字韌帶撕裂成因大多數是非撞擊性傷害，佔七成左右，另外三成才是因直接撞到其他運動員或障礙物引致。研究人員分析不同前十字韌帶撕裂的片段，發現大多數傷患都是因為在著地或單腳負重的情況下有軀幹側移、髖關節前屈及內旋、膝關節外展、踝關節內翻及扁平足等神經肌肉控制偏差等問題所導致。

「我已經可以重返高中聯賽，更可以趕及兩星期後的國家隊青年軍選拔！」女生說。在這女生身上，為前十字韌帶撕裂做手術的必要性似乎不大，我不禁對這個個案念念不忘。每次受傷運動員向我們諮詢意見時，我們都習慣預設既定答案，誘導他們做出醫者期望的決定，但凡壞了、斷了的東西就要送到骨科醫生處去修去補，愈快愈好，不然關節就會因為沒有十字韌帶保護，軟骨磨擦增加而退化。從來，我都覺得，這女生的故事，只是個例外。

一定要做手術嗎？

但想起深造時，導師提醒學生：「十字韌帶是人家的，身為醫者，我們的角色只應該為病者提供作決定的背景資料。」然後，「找背景資料」就是當天的功課。當日在圖書館搜尋器看到結果後，我才發現自己向運動員講過的，全部是謬誤：

- Frobell 在《新英格蘭醫學期刊》指出，不論職業運動員或業餘運動員，比較他們的前十字韌帶受傷後第二年至第五年的狀況，發現他們無論是選擇早做手術或遲做手術，甚至沒有做手術，三者重返賽場的信心和生活質素其實沒有分別。早做手術者，雖然可以早三個月時間復出，但之後仍必須經歷麻醉、腫痛及長達半年至九個月的康復期，還要承擔手術住院的醫藥費。

- Edward Cheung 的文獻回顧指出，做了修補手術或許可以減少大小腿骨中間那塊半月板的消耗，但大小腿骨甚至髕股關節的軟骨退化、骨刺增生情況比沒有做手術的，會來得更兇、更快。這或有可能是因為傷患本身已經讓半月板、髕骨（「菠蘿蓋」）有磨損。前十字韌帶受傷過後，不論是否動手術，神經肌肉控制都會有不同程度的改變。這份文獻回顧也補充，做前十字韌帶修補術能否預防日後關節軟骨退化的說法目前仍未有定論。除非前十字韌帶和半月板同時受傷，骨科醫生才會建議病人為了預防半月板日後的磨損而做修補手術。

- Fitzgerald 建議了一系列問卷及單腳跳躍臨床測試以分辨就算撕裂了十字韌帶但仍然可以透過神經肌肉控制訓練來復操和復賽的「熬得過」（coper）運動員，和就算動好手術、做好復健但仍然自覺膝蓋有不穩定狀況的「熬不住」(non coper)運動員。隨後Thoma的實驗證明，有部分運動員經過一連串的肌力、神經肌肉控制、敏捷度及增強式訓練(plyometric)後，也可以由「熬不住」變成「熬得住」運動員，以避過手術一刀。Fitzgerald的測試可以盡快將「熬不住」的運動員送往手術台，節省康復時間；「熬得住」的運動員當中，大概也只有四成是真正需要動手術，其他求的只是心安理得。

- 只要力量和落地控制的復健做得好，做不做手術都可以跑跳。根據Webster的臨床研究，共五千七百七十個運動員的數據顯示，雖然有82%的運動員可以復操，但其中只有63%的運動員可以回復受傷前的競賽水平。原來除了手術和復健因素外，運動員沒辦法重返賽場的原因還有很多，例如運動員復操時害怕再受傷的恐懼、運動是否直接影響生計等。運動員有沒有意志力熬過這漫長康復期，心理質素也是其中一項關鍵。

所以，現時最新的臨床執業指引是，就算十字韌帶完全撕裂，醫者都應要求運動員先做復康，再決定是否需要動刀。除非是趕著去比賽的精英運動員，不想浪費時間做有可能失敗的復健，與其「買大細」，不如即時送去手術台，至少所有人知道半年到九個月左右可以復出。

今日我知道女孩的康復不是神蹟，就如電影《食神》裡其中一句對白所說，「其實世界上根本就沒有食神，也可以說人人都是食神，不管阿姐阿妹阿叔阿姨，只要有心(做復健)，人人都可以是食神。」

我懷著新思維，學成回歸後回到診所。我又見到那位女孩。不同的是，她的右側膝蓋上多了三個鑽孔。

「你不是不做手術都可以打籃球嗎？」

「對啊，膝蓋原本沒問題的……可到入青年軍驗身時，醫生見我的十字韌帶沒有了，就開始罵，説就算沒有痛都應先補好才可以打球。如果不做手術，球隊不肯簽，所以又在這兒見到你了。」

「那手術是何時做的？」

「半年前了，可是現在打風落雨，膝蓋也會隱隱作痛。」

幸好當日那個在女孩沒有十字韌帶的情況下，也將她帶到國家隊的同事到了袋鼠國深造，不知道今日事態發展，不然我想像不到他見到鑽孔那刻會怎樣想。十字韌帶撕裂果然是體育界「嚴重傷患」。可見，手術的疤痕未必是根治的印記，更多時是運動員熱血犧牲的淑女勳章。

本篇參考資料：

Cheung, E. C., DiLallo, M., Feeley, B. T., & Lansdown, D. A.（2020）. Osteoarthritis and ACL Reconstruction—Myths and Risks. *Current reviews in musculoskeletal medicine, 13*（1）, 115–122. https://doi.org/10.1007/s12178-019-09596-w

Eitzen, I., Moksnes, H., Snyder-Mackler, L., & Risberg, M. A.（2010）. A progressive 5-week exercise therapy program leads to significant improvement in knee function early after anterior cruciate ligament injury. *The Journal of Orthopaedic and Sports Physical Therapy, 40*（11）, 705–721. https://doi.org/10.2519/jospt.2010.3345

Fitzgerald, G. K., Axe, M. J., & Snyder-Mackler, L.（2000）. A decision-making scheme for returning patients to high-level activity with nonoperative treatment after anterior cruciate ligament rupture. *Knee Surgery, Sports Traumatology, Arthroscopy, 8*（2）, 76–82. doi:10.1007/s001670050190

Frobell, R. B., Roos, E. M., Roos, H. P., Ranstam, J., & Lohmander, L. S.（2010）. A Randomized Trial of Treatment for Acute Anterior Cruciate Ligament Tears. *N Engl J Med, 363*（4）, 331–342. http://doi.org/10.1056/NEJMoa0907797

Hewett, T. E., Myer, G. D., Ford, K. R., Paterno, M. V., & Quatman, C.E.（2016）. Mechanisms, prediction, and prevention of ACL injuries: cut risk with three sharpened and validated tools. *Journal of Orthopaedic Research, 34*（11）, 1843–1855. doi: 10.1002/jor.23414

Renstrom, P., Ljungqvist, A., Arendt, E., Beynnon, B., Fukubayashi, T., Garrett, W., Georgoulis, T., Hewett, T. E., Johnson, R., Krosshaug, T., Mandelbaum, B., Micheli, L., Myklebust, G., Roos, E., Roos, H., Schamasch, P., Shultz, S., Werner, S., Wojtys, E., & Engebretsen, L.（2008）. Non-contact ACL injuries in female athletes: an International Olympic Committee current concepts statement. *British Journal of Sports Medicine, 42*（6）, 394–412. https://dx.doi.org/10.1136/bjsm.2008.048934

Thoma, L. M., Grindem, H., Logerstedt, D., Axe, M., Engebretsen, L., Risberg, M. A., & Snyder-Mackler, L.（2019）. Coper Classification Early After Anterior Cruciate Ligament Rupture Changes With Progressive Neuromuscular and Strength Training and Is Associated With 2-Year Success: The Delaware-Oslo ACL Cohort Study. *The American Journal of Sports Medicine, 47*（4）, 807–814. https://doi.org/10.1177/0363546519825500

Webster, K. E., & Feller, J. A.（2018）. Return to Level I Sports After Anterior Cruciate Ligament Reconstruction: Evaluation of Age, Sex, and Readiness to Return Criteria. *Orthopaedic Journal of Sports Medicine, 6*（8）. https://doi.org/10.1177/2325967118788045

Webster, K. E., Feller, J. A.（2019）. A research update on the state of play for return to sport after anterior cruciate ligament reconstruction. *Journal of Orthopaedics and Traumatology, 20*（1）, 10. https://doi.org/10.1186/s10195-018-0516-9

咸爺的七旋斬——
前十字韌帶術後康復藍圖

「我怕我的前十字韌帶再斷一次。」咸爺説。他叫 Graham，但更喜歡人家叫他咸爺。

咸爺十九歲那年，某次比賽前一天，他不知道練了多少次「香蕉射球」。在一次截擊中，幾個後衞將咸爺「炒埋一碟」，他淩空轉了幾圈，主力右腳著地，斷了前十字韌帶。他隨即進行修復手術，也努力做復健。可是到第五個月，他的合約期滿，也因為有傷在身，找不到肯付醫藥費的球會落班。他負擔不起治療費用，只好自行繼續在健身房做治療師建議的第五個月訓練計劃。

他不知道第六至九個月要做甚麼，也一直未有拾起皮球。相隔一季，因為訓練有素，又有球隊想羅致咸爺入隊，咸爺也順利過了驗身和體能測試。但到了第一天復操那天，他的黃金右腿顯得有點重，有點不實在。

他在半月位起腳一射，膝前一閃，他以為是世界末日。教練立即喊停，將他送到治療室。驟眼看，他的大腿雖然好像回到受傷前那樣粗，但總覺得哪兒崩了一角，少了一塊。我將他的腿摺過去，到最後三數度有點奇怪的張力，似是組織韌帶化（過程可以持續超過一年）所產生的疤痕沒有好好護理，髖股關節也有繃緊情況，他痛得眼淚也流出來。

他的單腳蹲、單腳前跳及交叉跳動作更慘不忍睹，還差點扭傷腳踝。缺少以上跳躍及落地技巧，又沒有完成運動專項復健，以上種種實驗證明他再扭斷前十字韌帶的風險比復健訓練達標的運動員高四倍。最後他坐上等速力量測試機。這儀器價值不菲，可以強制肌肉在整個關節活動幅度維持每秒 60 度、180 度和 300 度伸縮，除了可以顯示肌肉力量、肌肉前後比例及左右兩邊同組肌肉比例外，更可以顯示從零加速到相應速度所需時間、膝關節由伸到縮所需時間等數據。測試結果發現他的右腿肌力還比左腿少了 15%，尤其後肌力慢速力量不理想，加速和轉換時間也比隊友遲鈍得多。這樣的體能，前十字韌帶再撕裂的風險提升至十倍。

唯一慶幸的是，骨醫駁好的前十字韌帶，完好無缺。痛只是因為那該死的「菠蘿蓋」。前十字韌帶手術主要有兩種，現時比較常見的是用大腿後膕繩肌轉駁至小腿脛骨前端，另外老一輩醫生的做法則多把「菠蘿蓋」髕骨筋腱抽出，再接駁到大腿股骨及小腿脛骨，兩者都可以代替前十字韌帶防止運動時小腿向前移的作用。比較兩種方法，用老方法的患者有前膝

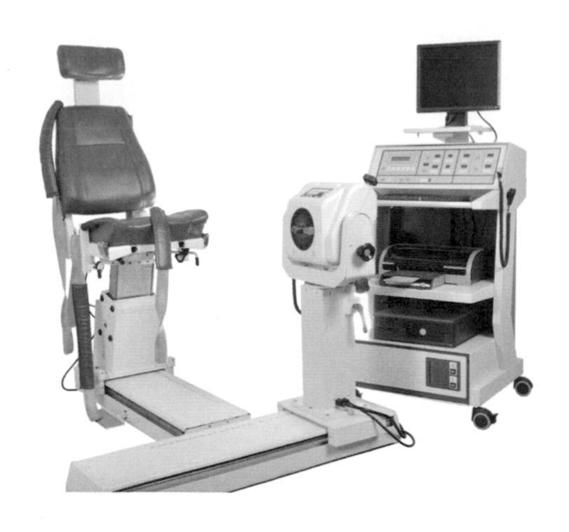

等速力量測試機

痛比例可高達60%，現在較少醫生會採用這個方法，但用上新方法的，也有差不多20%病人在術後不同階段有前膝痛問題。而且，新方法會延緩了膕繩肌的復健，舊方法則會令髕骨韌帶有輕微縮短及前膝周邊軟組織損傷，兩者都被認為是痛楚根源。

十字韌帶復健療程的五個階段

咸爺的個案中，治療師要做的，是要重新開始最新的墨爾本前十字韌帶復健療程的五個階段。咸爺錯過術前復健的「零階段」，他只好乖乖地跟從剩下的康復指引：

「零階段」：視乎距離手術日子有多遠，治療師會聯同運動員、專項教練、體能教練商討，在不會令膝關節產生腫脹的情況下，在安全的範圍內進行交叉訓練（和專項無關但能維持身體健康的訓練），維持有限度專項訓練及患肢的肌力訓練，以防體能在輪候手術期間下降。不過咸爺已錯過這階段。

第一階段：確定膝關節沒有腫脹，幅度要達到0度至125度（如果有相連半月板切除或修補，骨科醫生會建議此階段的前屈活動幅度只推至90度，但是膝關節伸直一定要到0度，否則患者連站立行走都會成問題），坐立姿勢時可以將腿踢直至0度。因為咸爺動了手術超過一年，治療師要用手法治療，即是在手術疤痕、膝蓋和相連的筋腱來回滑動，處理積存了差不多一年的疤痕組織所產生的黏連和痛楚。

第二階段：活動幅度應該可以維持，也不會因為關節腫脹而影響復健運動進階。患者要在以下的肌力和下肢控制測試過關才可以進階到第三階段。以下動作患者的兩肢（包括健肢及患肢）均需做測試。

- 單腳蹲測試：患者坐在一個二十厘米高的箱，以每兩秒一下的頻率進行五次單腳坐企動作。患者全程要保持平衡、動作要流暢、膝關節最少要前屈 60 度、軀幹沒有代償的側彎前傾、盆骨在中央位置、髖胯沒有外翻或內旋、膝關節沒有外展，也要將重量放在腳中掌位置。

- 單腳拱橋：患者平躺，患肢腳跟放在一個六十厘米高的箱子上，微屈 20 度。患者雙手交疊在胸前，另一條腿的膝蓋屈曲 90 度，然後治療師指示患者做拱橋動作，將盆骨撐高，一直重複動作直至患者疲勞得不能回舉到相同高度為止。患肢最少要達到健肢可以做到的拱橋次數的 80%。如果患者是跨欄運動員，每邊最少要做到二十下。

- 單腳小腿上提：患者前腳掌站梯級邊，腳跟降至梯級以下水平再提高至踮著腳尖，每兩秒一下，直至小腿不能再踮至同樣水平。患肢可以做到的次數應該是健肢的 85%，跨欄運動員最少要做到二十下。

- 側平板：患者側躺用手肘支撐做平板動作，維持至疲勞便回復側躺。患肢最少是健肢維持時間的 85%。

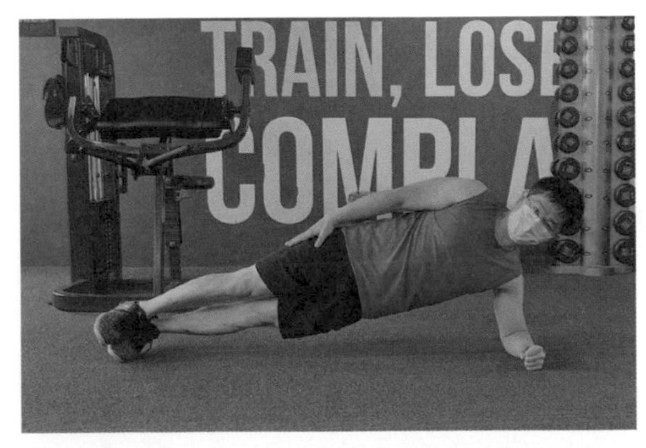

側平板

- 單腳深蹲：患者坐在椅子跳箱，膝關節成 90 度，離座位十厘米。然後開始進行坐立動作，直至不能繼續做到整個幅度為止。患肢要最少做到健肢次數的 85%。

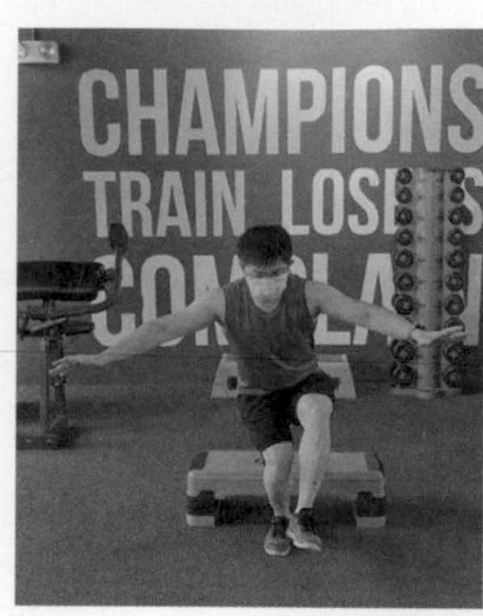

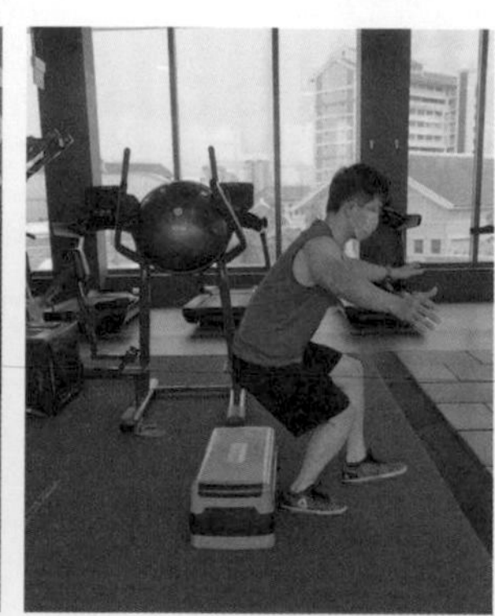

單腳蹲測試

- 單腳站立平衡測試：雙手交疊胸前，單腳站立保持平衡，直至失去平衡。開眼進行動作最少維持四十三秒，閉眼應最少維持九秒。

- 額外動作：深蹲（squat）、單側大腿推蹬（leg press）最少可以單次（1RM，即 repetition maximum，一次能負荷的最大重量）成功推到 1.5 倍個人體重。

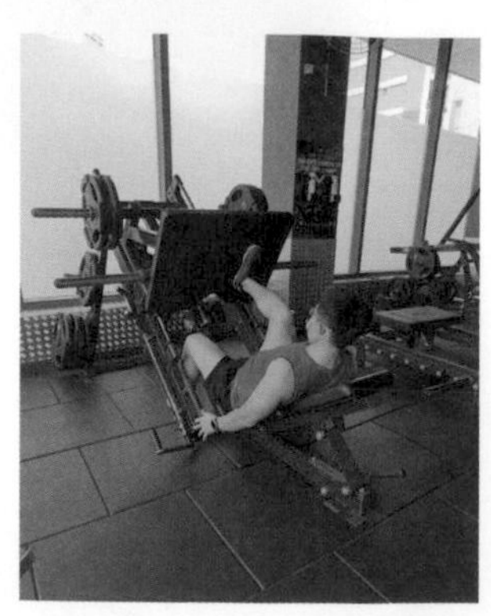

單側大腿推蹬

第三階段：逐漸恢復跑步，同時開始敏捷度、跳躍及單腳跳等訓練。運動員可以開始透過和專項教練、體能教練和物理治療師四方協商決定有限度復操的方向。在這階段，除了跑動，也要訓練膝蓋在突然減速（例如跳躍落地及突然改變跑動方向）的穩定性。因為動作挑戰性比較大，膝關節需要確保每節間有適量休息，膝關節不應在復健後有腫脹。此階段的體能測試要有：

- 單腳跳躍測試：單腳及原腳落地，比較兩腿可以跳躍的距離，重複兩次取平均距離，雙手可以擺動輔助起跳及平衡。量度的距離從腳趾開始，到落地腳跟為止。患肢最少要有健肢距離的95%，或者和術前測試結果相同。

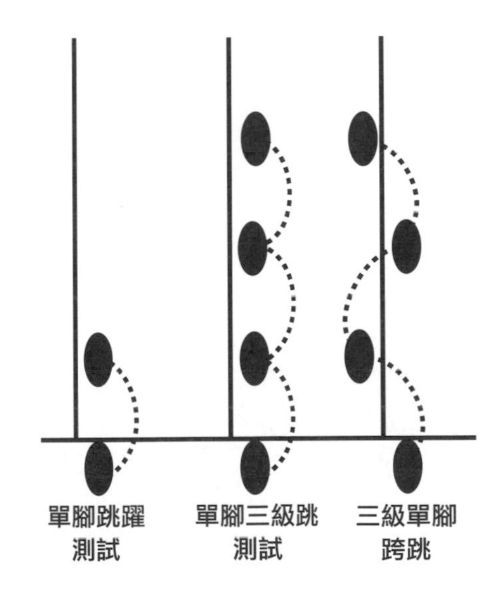

- 單腳三級跳測試：同上，是三級跳測試。患肢要達到健肢可以彈跳距離的95%。

- 三級單腳跨跳：在一個六米長、十五厘米闊的地線上，患者單腳向前及跨過闊度連續跳三次。同樣地，患肢跳躍兩次平均距離是健肢的95%。

- 單腳雙側跳躍：測試人員在地上畫上兩條相距四十厘米的直線，患者單腳向內外兩側進行跳躍及落地，數算三十秒內可以進行的次數，患肢也需要做到健肢最少95%。

- 單腳伸展平衡：單腳站立，另一隻腳向前、向後外側及後內側伸展到最遠，患肢要達到健肢距離的 95%。

- 內耳前庭平衡力測試：患者單腳站立，髖、膝關節微曲，眼睛聚焦在前方，頭分別上下和左右轉動，維持十五秒平衡。

如果在第二階段患者有做過深蹲和單腳大腿蹬直 1RM 動作，在這階段患者應該可以承受自身體重 1.8 倍。

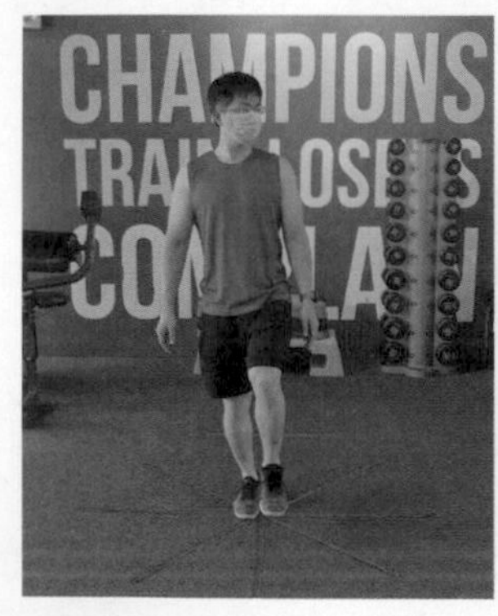

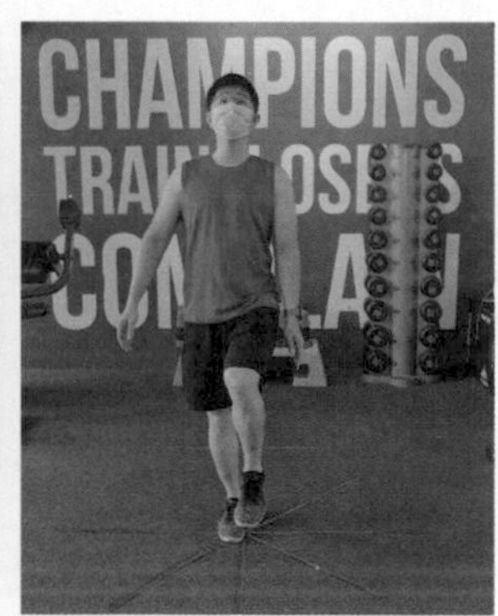

內耳前庭平衡力測試

第四階段：現時研究顯示術後九個月恢復正常訓練及比賽可以減低再撕裂的風險，治療師也要瞭解患者有沒有再受傷的心理壓力，影響復操的信心，適時或要轉介運動心理學家處理復操壓力和焦慮。另外，治療師也會參考患者在「墨爾本復操問卷」有沒有九十五分以上，並在 ACL-RSI 問卷及國際膝部文件委員會（IKDC）主觀膝部評估表了解運動員有沒有足夠復健和信心可以復操。三份問卷當中，只有 IKDC 提供官方國際中文版可以免費下載。

至於咸爺在復健期間的前膝痛，治療師用了貼布將「菠蘿蓋」位置內移作治理。多項研究證實貼布方式可以止痛和提升膝關節功能，雖然未知原理為何。其中一個說法是因為關節位置上的移動可令關節減壓外，更會令四頭肌，尤其是決定膝關節伸展時穩定性的內側四頭肌，有提前起動和輕微提升肌力效果。

最後，咸爺趕及盃賽亮相，但教練只將他放在後備席。

到八十七分鐘，0：0的賽事有點教人納悶，教練終於將咸爺換進場。中場好像突然醒覺要急起直追，一個長傳餵到咸爺的黃金右腳。身邊沒有難纏的後衛，他最終能再次射上一記人人懷念的香蕉射球。

皮球直上觀眾席。當大家以為要打加時之時，球證發現，原來球網被咸爺射穿了。

本篇參考資料：

Burgi, C. R., Peters, S., Ardern, C. L., Magill, J. R., Gomez, C. D., Sylvain, J., & Reiman, M. P.（2019）. Which criteria are used to clear patients to return to sport after primary ACL reconstruction? A scoping review. *British Journal of Sports Medicine, 53*（18）, 1154–1161. http://dx.doi.org/10.1136/bjsports-2018-099982

Crossley, K., Cowan, S. M., Bennell, K. L., & McConnell, J.（2000）. Patellar taping: is clinical success supported by scientific evidence?. *Manual Therapy, 5*（3）, 142–150. doi: 10.1054/math.2000.0354

Cowan, S. M., Bennell, K. L., & Hodges, P. W.（2002）. Therapeutic patellar taping changes the timing of vasti muscle activation in people with patellofemoral pain syndrome. *Clinical Journal of Sport Medicine, 12*（6）, 339–347. https://doi.org/10.1097/00042752-200211000-00004

Derasari, A., Brindle, T. J., Alter, K. E., & Sheehan, F. T.（2010）. McConnell Taping Shifts the Patella Inferiorly in Patients With Patellofemoral Pain: A Dynamic Magnetic Resonance Imaging Study. *Physical Therapy, 90*（3）, 411–419. https://doi.org/10.2522/ptj.20080365

Cooper, R., Hughes, M.（2020）. *Melbourne ACL Rehabilitation Guide 2.0.*

Davies, G. J., McCarty, E., Provencher, M., & Manske, R. C.（2017）. ACL Return to Sport Guidelines and Criteria. *Current reviews in musculoskeletal medicine, 10*（3）, 307–314. https://doi.org/10.1007/s12178-017-9420-9

Poehling-Monaghan, K. L., Salem, H., Ross, K. E., Secrist, E., Ciccotti, M. C., Tjoumakaris, F., Ciccotti, M. G., & Freedman, K. B.（2017）. Long-Term Outcomes in Anterior Cruciate Ligament Reconstruction: A Systematic Review of Patellar Tendon Versus Hamstring Autografts. *Orthopaedic Journal of Sports Medicine, 5*（6）. https://doi.org/10.1177/2325967117709735

Rambaud A. J. M., Semay, B., Samozino, P., Morin, J., Testa, R., Philippot, R., Rossi, J., & Edouard, P.（2017）. Criteria for Return to Sport after Anterior Cruciate Ligament reconstruction with lower reinjury risk（CR' STAL study）: protocol for a prospective observational study in France. *BMJ Open, 7*（6）. doi:10.1136/bmjopen-2016-015087

Undheim, M. B., Cosgrave, C., King, E., Strike, S., Marshall, B., Falvey, É., & Franklyn-Miller, A.（2015）. Isokinetic muscle strength and readiness to return to sport following anterior cruciate ligament reconstruction: is there an association? A systematic review and a protocol recommendation. *British Journal of Sports Medicine, 49*（20）, 1305–1310. https://doi.org/10.1136/bjsports-2014-093962

Wilcock, A., Maddocks, M., Lewis, M., Howard, P., Frisby, J., Bell, S., Khoury, B. E., Manderson, C., Evans, H., & Mockett, S.（2008）. Use of a Cybex NORM dynamometer to assess muscle function in patients with thoracic cancer. *BMC Palliat Care*, 7, 3. https://doi.org/10.1186/1472-684X-7-3

「踝」足不前

萊斐，洋名Raphael；他打網球，改這個名字，是因為他老爸的偶像是拿度，望子成龍，將自己的夢想投射到他的兒子身上。萊斐打球的成績不錯，還拿到美國球會的合約，可以一邊訓練，一邊唸書。可是，高中那年，他在球場練習期間為救一個險球扭傷了腳踝，聽説還有骨折，他被醫生打上石膏待了八個星期，一拆石膏就馬上回球場去。

以為一切都回復正常的時候，某天學校下課趕回家時，他下樓梯踏錯了一級，扭傷第二次。這次他沒有這麼幸運，除了要戴回腳托外，還要停練八個星期，原本打算參加的海外比賽都要取消行程了。

為何不照X光或磁力共振？

爸爸和教練都不明白為甚麼萊斐兩次受傷醫生都只是照了超聲波，知道韌帶撕裂，卻沒有叫他照X光或者磁力共振。教練還因此受到總會的壓力，被責備沒有堅持要求醫生為萊斐照X光。

醫生堅定地説：「你肯定照完片之後，萊斐傷勢的治理方法就會截然不同嗎？」在診症室裡，醫生用超聲波照出萊斐的前距腓韌帶（anterior talofibular ligament）拉傷。然而，超聲波診斷其實不算太準，因為用超聲波診斷韌帶撕裂，敏感度高，特異度低。換句話說，如果韌帶真的撕裂，超聲波可以照出來；但同時，就算踝關節完整無缺，超聲波都有可能將韌帶照成已撕裂了的一樣。

醫生記得萊斐當時是自己走路入診症室看診的。根據渥太華踝關節定律（Ottawa ankle rules），病人扭傷後如果出現以下其中一種狀況，才需要照片檢查，否則那張X光片很大可能無法顯示出要即時處理的症狀，除了浪費醫療資源外，病人也白白中一次輻射：

- 痛楚在一邊或兩邊的腳眼骨頭上，表示腳眼可能出現髮線式骨折或撕除性骨折（hairline fracture／avulsion fracture）。

- 痛症在腳掌外側，表示第五隻腳趾外面連接小腿肌肉的跖骨頭（metatarsal head）有可能出現骨折。

- 痛症在腳掌內側，表示舟骨（navicular）有可能出現骨折。

- 病人受傷後不能負重行走多過四步。根據周星馳電影大全，是中了《唐伯虎點秋香》裡華夫人中的劇毒，叫「含笑半步釘」。

爸爸和教練仍是不服氣，另找醫生寫紙照片。果然不出所料，X光照不出甚麼可以推翻醫生診斷的證據，只是發現萊斐的後跟多了一塊第一次受傷時長出來的骨頭。不過，骨頭體積很小，又沒有壓到主血管及神經線，所以影響不大，他們最後還是乖乖聽醫生話，讓萊斐繼續戴腳托。

如是者，又過了八個星期，拆腳托，開始活動。原本萊斐乖乖地做復健就會相安無事，怎料忽然一場世紀疫症，球場、健身室都關閉了。他被迫在家裡訓練，爸爸將後花園的裝潢全部搬走，留下一大片空地給兒子做居家訓練，也在封關前購置了不少教練指定的健身器材。

就算世界要塌下來，也阻止不了爸爸要培養兒子成為世界級選手的期望。

復健一直在線上進行，進展也相當不錯，只是後跟那塊多出來的骨頭，一直因為封關而找不到防護員和物理治療師面談處理。隔著屏幕諮詢，有時也搞不清後跟痛是因為早前那塊骨頭還是亞基里斯腱在搞鬼。

萊斐的復健進展到做跳躍動作。那天早上下大雨，午飯前雨剛好停了。為了追上復健進度，只要沒有狂風雷暴，他仍然會繼續下去，卻沒有留意後花園的地面仍然是濕漉漉的。做完一個跳躍弓箭步落地時，他以同樣方法再次扭傷同一隻腳踝。

脛腓韌帶聯合損傷

這次，他痛得踩不著地板。醫生終於照了X光和磁力共振，發現脛腓韌帶聯合損傷（syndesmosis injury）。即是連接內外腳眼的韌帶受到損傷。這類損傷通常比較難治癒，因為復健首先要提升活動幅度，但一旦有這種損傷，發展前屈的過程中會將兩條小腿骨撐開，關節會因此變得異常不穩定。關節承受過多的開開合合，骨頭間因為沒有韌帶承托而產生的前後移動也會令關節磨損，導致發炎和軟骨退化。

這種傷病，一日未見到真正有損傷證據，醫生一般都只會建議保守療法，除非照片真正顯示出有自己可以出手的狀況，醫生們才會挺身而出，做個超級英雄。

原本兩父子和醫生都已經有心理準備要動刀做手術，將斷了的韌帶修補回來。但總會向教練一聲令下，要他們半年內復出參加一項重要賽事。手術加復健，根本沒可能趕上進度。這次，兩父子終於明白到成為精英運動員的代價，是在傷病一刻，自己的身體也不可以由自己或家長掌控。

「那沒辦法了，試試 PRP 吧！」

PRP（platelet rich plasma），自體血小板免疫血清回輸療法，是注射治療的其中一種。傳統的類固醇注射雖然可以在短時間內消炎止痛，但長遠而言痛症會隨時復發，而且重複注射更會令軟組織有撕裂的危機，所以醫學界都在尋求類固醇以外的注射治療，延緩及減少手術的必要。關節軟骨退化可以用人工關節潤滑的透明質酸（例如 Synvisc 新維立）延緩全關節置換術的必要；年青人的筋肌症狀，醫生會建議打 PRP，抽取患者的血液並用離心機將血紅素和血清分開，血小板通常會在分離處理後在試管頂端被抽出，再由醫生在超聲波的導引下注射到受損軟組織。血小板有大量不同種類的生長因子，理論上也可以替撕裂了的韌帶進行修復。這種療法在精英和半職業運動界變得流行，除了復原時間可以由術後的半年至九個月縮短至程序後十至十四天，美國食物及藥物管理局（FDA）也豁免正常驗證程序，再加上運動明星的加持，現時骨科、運動醫學和復健科醫師不得不趕上潮流，在不同時刻為病人建議及進行療法。

PRP 治療的唯一缺點是，現時 PRP 療法並未有就著足踝韌帶撕裂進行大型的臨床研究，應用到人體身上有沒有效用還是未知之數。

打完針後，萊斐的腳踝酸痛了好幾天，幸好醫生早已給他開了兩星期病假。復健三個月後，他終於可以重返他最愛的紅土牆。

「沒有人做過臨床測試，你如何知道打 PRP 會好起來的？」治療師問醫生。

「情況和新型肺炎一樣，沒有人知道治療方法是甚麼，醫生思考用甚麼療程的時候，只能靠經驗和常識。我提出建議時，其實也不太肯定這個方法會不會成功，但要說服你們打 PRP，我怎樣都要表現到胸有成竹的樣子。」醫生續說：「在臨床研究的領域，研究人員窮一生努力做出可以令最多人受惠的建議。但在精英運動的世界裡，精英之所以為精英，不就是因為他們本身就是一個異數，才能成為精英嗎？」

本篇參考資料：

Bachmann, L. M., Kolb, E., Koller, M. T., Steurer J., & ter Riet, G.（2003）. Accuracy of Ottawa ankle rules to exclude fractures of the ankle and mid-foot: systematic review. *BMJ, 326*（7386）, 417. https://doi.org/10.1136/bmj.326.7386.417

Guillo, S., Bauer, T., Lee, J. W., Takao, M., Kong, S. W., Stone, J. W., Mangone, P. G., Molloy, A., Perera, A., Pearce, C. J., Michels, F., Tourné, Y., Ghorbani, A., & Calder, J.（2013）. Consensus in chronic ankle instability: Aetiology, assessment, surgical indications and place for arthroscopy. *Orthopaedics & Traumatology: Surgery & Research, 99*（8）, S411–S419. https://doi.org/10.1016/j.otsr.2013.10.009.

Henning, P. R., & Grear, B. J.（2018）. Platelet-rich plasma in the foot and ankle. *Current reviews in musculoskeletal medicine, 11*（4）, 616–623. https://doi.org/10.1007/s12178-018-9522-z

Pires, R., Pereira, A., Abreu-E-Silva, G., Labronici, P., Figueiredo, L., Godoy-Santos, A., & Kfuri, M.（2014）. Ottawa ankle rules and subjective surgeon perception to evaluate radiograph necessity following foot and ankle sprain. *Annals of medical and health sciences research, 4*（3）, 432–435. https://doi.org/10.4103/2141-9248.133473

Vuurberg, G., Hoorntje, A., Wink, L. M., van der Doelen, B., van den Bekerom, M. P., Dekker, R., van Dijk, C. N., Krips, R., Loogman, M., Ridderikhof, M. L., Smithuis, F. F., Stufkens, S., Verhagen, E., de Bie, R. A., & Kerkhoffs, G.（2018）. Diagnosis, treatment and prevention of ankle sprains: update of an evidence-based clinical guideline. *British Journal of Sports Medicine, 52*（15）, 956. https://doi.org/10.1136/bjsports-2017-098106

為甚麼勒邦占士因踝傷復出無期？

美國職業籃球運動員勒邦占士在2020/21球季聯賽對鷹隊的賽事中發生罕見腳踝意外，官方資訊公布他的復出將會是「無期」。大家或許會奇怪平日即使是嚴重傷患如前十字韌帶撕裂，大會或醫生都會知道運動員需要約九個月至一年時間康復。為甚麼這次「高腳踝扭傷」（high ankle sprain）令專家雲集的NBA沒法提供復出藍圖呢？

甚麼是「高腳踝扭傷」？

一般外腳踝扭傷，是指腳踝在腳趾踮前時外翻扭傷。受傷的多數是外側三條連接外腳眼和腳踝距骨的韌帶。這類傷患主要是看有多少條韌帶撕裂，從而估算康復所需時間。但「高腳踝扭傷」所指的主要是整條腿在負重時呈「鋤頭腳」，導致腳踝及膝關外展及內旋外翻扭傷。

較嚴重的傷患，在X光片下會明顯見到小腿腓骨和脛骨被撐開和骨折，這些個案反而比較容易處理，因為不論是用腳托還是動手術，醫生都會建議患者穿上腳托。在醫生指定時間拆除腳托後，關節的僵硬程度必定要治療師先用九牛二虎之力去做手法治療，拉開關節囊和不斷增生的疤痕組織，到適當時候再開始做復健運動。

但如果是X光中沒有骨折，卻在磁力共振下發現連接內外兩側腳眼的下距腓韌帶（anterior／posterior inferior tibio-fibular ligament）撕裂，事情就棘手很多了。雖然醫生都會有醫囑指示病人穿上腳托，可是和一般外側扭傷不一樣，因為腳踝在負重、外翻或背屈狀態，而且沒有韌帶承托，兩條小腿骨都有可能被撐開，關節裡容易積液產生腫脹，所以一般用來將兩條小腿骨擠壓在一起的馬蹬式U形腳托只會令患者痛上加痛，故此他們也因此一定要穿上包裹整個腳踝腳掌的塑膠腳托，將固定關節的壓力平均分配，也限制腳踝關節背屈幅度。雖然隨後衍生的肌肉萎縮令康復治療更棘手，可是，若果穿著腳托行走仍然產生疼痛，醫生會指示患者在沒有負重的情況下用拐杖走動。有些個案還需要重複照X光確定復原進度。離地的時間愈久，隨後所需要復健的時間也會愈長。

如果患者是高水平運動員，治療師會在這個階段指示患者在不會讓關節產生壓力和痛楚的情況下做復健運動。等長肌肉收縮運動、橡筋帶阻力運動（但要注意不要將腳踝外旋及過度背屈）、健身單車，甚至電刺激肌肉收縮，都可以是這個階段的治療方案。

「無期」的原因

腳踝受傷後需要固定關節兩至四星期不等，直至腳踝負重再沒有痛感為止。如果四星期後兩條小腿骨仍然是分離狀態，又或者整條韌帶已經完全撕裂，醫生就要決定繼續用腳托固定傷勢還是動手術修補兩條下距腓韌帶及用鏍絲固定關節。「無期」的原因，似乎是因為勒邦占士想先用保守療法處理嚴重撕裂情況，但有可能在保守療法失敗後轉往手術台，所以復出日子才如此難以預計。

拆除腳托後，患者可以根據痛楚程度開始負體重行走。治療師會慢慢將僵硬了的關節幅度用手法或針對性康復運動拉開。手法除了是被動式關節鬆動術，治療師大多都會加上配合患者前屈動作的鬆動術（mobilization with movement, MWM），利用動作和患者體重促進關節活動幅度的復原。在不會引起痛楚和腫脹的前提下，患者可以透過踏健身單車、用橡筋皮帶等運動強化肌肉，如果肌肉有遲緩起動問題，亦可以考慮使用電刺激輔助。

當關節活動幅度和步履漸趨正常，腳掌向前推進的機制得以恢復後，患者會開始第二階段的康復訓練。治療師會指示患者進靜止及動態的平衡力鍛鍊。除了可以訓練腳踝踩在平衡板、平衡氣墊、彈床和搖搖板外，運動處方應該要有單腳站蹲加重心轉移的活動，例如手持阻力的轉腰運動、雙腳甚至單腳站立的核心肌群鍛鍊等。

肌力訓練的阻力會在第三階段開始增加至體重及體重以上，以準備患者復操跳躍時所需的小腿爆發力和落地的避震協調。患者要為自己的專項做準備，必先完成銜接復健，才慢慢恢復實際場地的訓練。例如球類運動所需的突然轉向，體操所需要的高空翻騰落地，滑冰運動員穿上雪靴的滑行動作。治療師也要和教練團隊保持良好溝通，詳細列明患者的「安全」和「危險」動作。運動員很多時候都會在傷後急於表現自己，增加入選機會，治療師要在這時候好好把關，避免運動員逞強做出危險動作，也能盡量避免教練在權力不對等的情況下強逼運動員在訓練期間做出超出康復範圍的動作，增加復發或再受傷的風險。

但凡事總有例外。我也曾經治理過一個遇上同樣傷患的運動員，就算她的韌帶完全撕裂，我做的只是為她每天的練習和比賽紮個「三吋金蓮」，直至熬完運動會拿了獎牌才預約骨科醫生動手術，完全顛覆了書本上所謂需要的康復期。

「停操」和「復操」的灰色地帶

而「復出」這件事，不同人有不同的定義。普羅大眾很多時候都接受自己復出的狀態不如受傷前的水平，但精英運動員為了勝利，為了國家民族大義，或者在商業世界的職業競賽所得到的報酬，運動員都會抱著不同的期望。以前有太多的例子，醫護人員太早就在運動員面談時下定論説，傷患狀況不能回復受傷前的競賽水平，粉碎了不少潛質運動員的夢想。現在，國際運動物理治療學會的復操指引會建議醫療人員、運動員和教練在良好的溝通情況下，定義在指定時間或康復進展後的競賽水平。例如世界級運動員要在多少時間復健下可以達到國內的競賽水平，完成賽道所需時間等。循序漸進的三個階段應該以「恢復參與」、「恢復運動」至「恢復表現」為原則，建立一套不同持分者都同意的康復治療方案。「停操」和「完全復操」中間要多留討論空間，讓運動員繼續在專項的訓練環境進行度身訂做的訓練週期。

如何斟酌「停操」和「復操」的灰色地帶，首先要看運動員本身受傷組織的損毀程度、組織一般所需的康復時間（例如骨折後新骨的生長速度）、症狀、臨床檢查、運動員是新傷還是再傷，及傷患在患者族群是否高危（例如前十字韌帶撕裂多在女運動員復發）等。

然後，醫護人員就要看運動項目本身對傷患復發或再傷的風險進行評估。各運動項目對運動員關節幅度、肌力、爆發力、協調性的要求大有不同。就算是同一運動項目，前鋒和後衛所需的體能亦不盡相同。運動項目裝備是否有足夠對患處的保護，能否穿上護具或貼紮上陣都會是考慮因素。另外，運動員的心理質素也十分重要。不論是以為自己已達到顛峰狀態而任意妄為，又或者因為受傷事件觸發心理陰影而不能進行某些高風險動作等，有需要時醫護人員需要轉介心理學家跟進。

最後，醫護人員要看運動員、教練在指定比賽可以承受的風險。時間在常規賽還是季後賽、運動員大賽選拔日期是否逼近、比賽對團隊的重要性、勝利對於運動員和教練有多大壓力等都是考慮因素。亦因為如此，觀眾在賽場和媒體看到這麼多運動員負傷上陣、血流披面，可見一塊獎牌對他們來說是多麼的重要。

剛才提及那個顛覆了康復進度的「三吋金蓮」，最後也幸好得到了她努力多年應得的大賽獎牌。

所以，我們可以繼續任意甚至胡亂揣測，期待「大帝」勒邦占士在哪一場季後賽可以復出。職業生涯已經拿過多少奧運金牌、冠軍指環、最有價值球員獎的「大帝」，就算教練有多心急如焚，他當然不用太著急復出了。

本篇參考資料：

Ardern, C. L., Glasgow, P., Schneiders, A., Witvrouw, E., Clarsen, B., Cools, A., Gojanovic, B., Griffin, S., Khan, K. M., Moksnes, H., Mutch, S. A., Phillips, N., Reurink, G., Sadler, R., Silbernagel, K. G., Thorborg, K., Wangensteen, A., Wilk, K. E., & Bizzini, M.（2016）. 2016 Consensus statement on return to sport from the First World Congress in Sports Physical Therapy, Bern. *British Journal of Sports Medicine, 50*（14）, 853–864. https://doi.org/10.1136/bjsports-2016-096278

de-Las-Heras Romero, J., Alvarez, A., Sanchez, F. M., Garcia, A. P., Porcel, P., Sarabia, R. V., & Torralba, M. H.（2017）. Management of syndesmotic injuries of the ankle. *EFORT open reviews, 2*（9）, 403–409. https://doi.org/10.1302/2058-5241.2.160084

Williams, G. N., & Allen, E. J.（2010）. Rehabilitation of syndesmotic（high）ankle sprains. *Sports health, 2*（6）, 460–470. https://doi.org/10.1177/1941738110384573

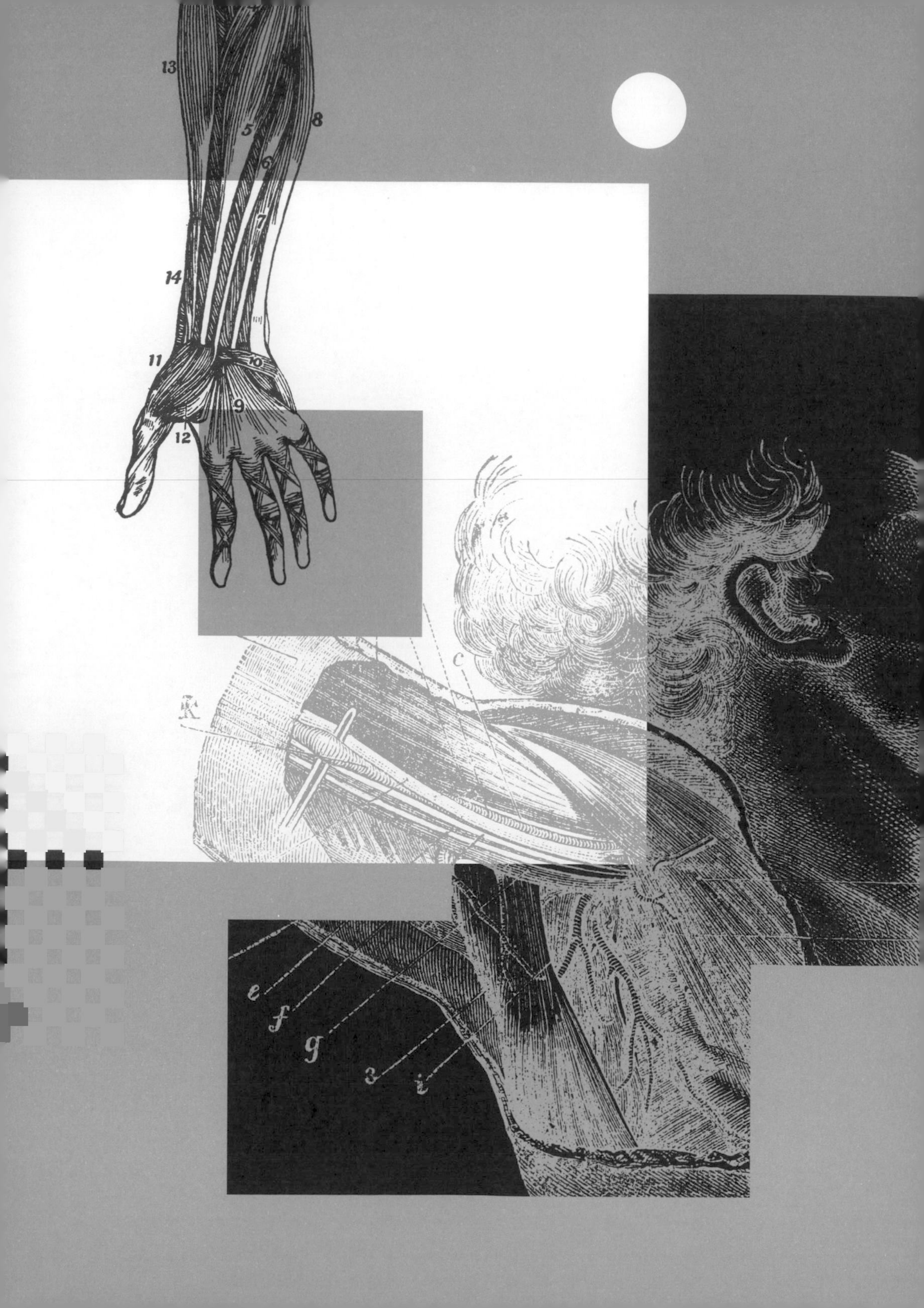
13
8
5
6
7
14
11
10
9
12
c
K
e
f
g
i

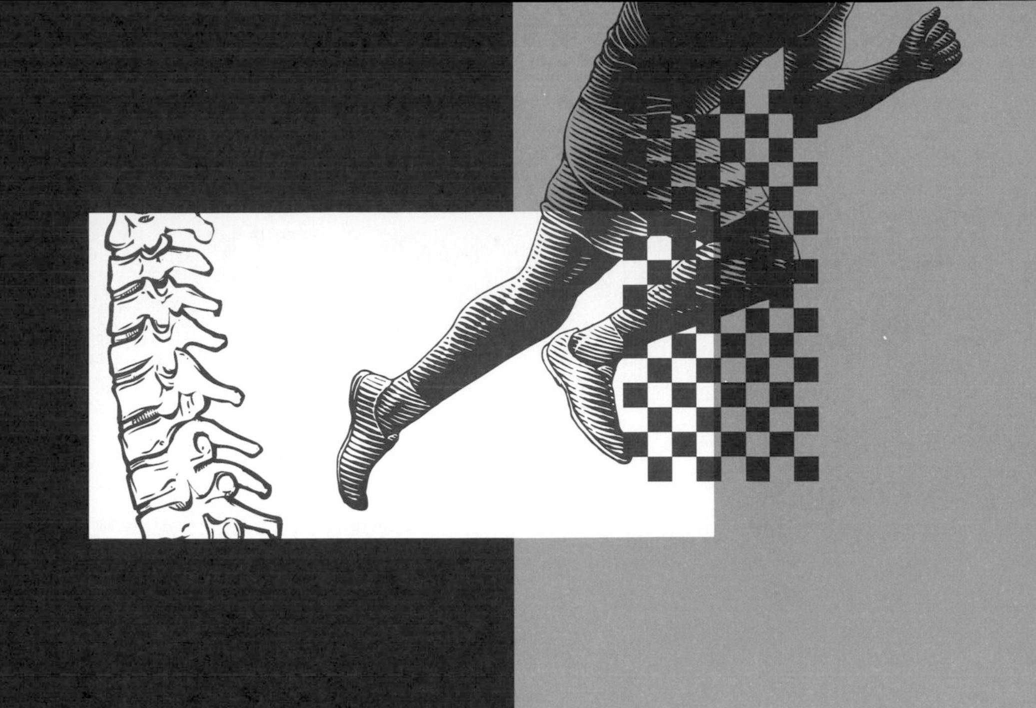

第二章

運動物理治療的工具與科技

護膝和冬青油會令患者造成依賴嗎？

有位讀者早前十字韌帶受傷，自此康復後打籃球時都會跟從治療師的指示穿護膝。可是，自從試過有天偷偷摘掉練習也沒有任何痛楚後，他就再沒有乖乖地繼續戴下去。他問，護膝應否長戴？應戴而沒有戴的話，會否不自覺地傷害關節及其軟組織？長戴的話，肌肉會否造成依賴？

有沒有發現，這條問題很有問題？有近視的人，一般不會再想日後會否有機會可以戒掉眼鏡；有扁平足足底筋膜炎的，也不會在量身訂造好鞋墊後問何時可以戒掉它來跑步。為甚麼大家總以為護膝是可以戒掉甚至必須戒掉？要講的話，要由媽媽那遠紅外線護膝講起。

中醫有理論說，膝痛是因為氣血阻滯、經脈不通，故此除了開藥推拿針灸外，任何可以發熱的東西都可以成為輔助治療，國貨公司旁邊夜冷店的磁石遠紅外線護膝，因此成為了一眾阿嬤的恩物。你問，這樣的東西套上膝蓋管用嗎？不同的阿嬤或許會給孩子不同的答案。但可以肯定的是，護膝的磁石和不知從哪兒射出來的遠紅外線不可能令膝蓋已經退化的軟骨補完。

調查發現，任何物料造的護膝都不能提高膝關節的表皮及內在溫度，止痛的效果也似乎和發熱這回事沒甚關係。阿嬤覆診時最愛向醫生討的冬青油，或者一般運動愛好者常用的冷熱摩擦膏，也不能改變表皮、肌肉及關節溫度，皮膚之所以有發熱或者冰涼的感覺是因為冬青油或摩擦膏當中的薄荷（menthol）和水楊酸甲酯（methyl salicylate）成份改變冷熱感應神經末梢的反應，從而掩蓋了痛楚神經受到的刺激和反應。

至於促進血液循環甚至增加表皮溫度這回事也只是從按摩而來，和冬青油或摩擦膏的有效成份沒有直接關係。一毫升純冬青油裡的水楊酸甲酯已經可以構成中毒，亦因為其化學成份和阿士匹靈類似，可以水解成非類固醇消炎藥（non-steroidal anti-inflammatory drugs, NSAID）的有效成份，在健康人士身上使用更有溶血的作用，所以現時一般的使用指引都不建議和口服消炎止痛藥同時使用。美國曾經有越野跑運動員因為運動後同時使用含有水楊酸甲酯的按摩膏和膏藥布而中毒死亡，評論事件的專家謂除了因為運動員過度使用藥房內以不同形式開架銷售的水楊酸甲酯產品外，也因為運動後表皮溫度上升，過度促進了按摩膏和膏藥布成份的吸收。

護膝與止痛的關係

不論是將膝蓋壓向較貼近大腿股骨位置的直筒護膝，還是有將「菠蘿蓋」套牢裝置的護膝，但凡原理是要將膝蓋向內推的矯正，也好像和止痛的成功率沒有太大關係。沒有寫包單的治療方法，買護膝的錢，彷彿成了真愛的賭注。

外國曾經推出過要量身訂造的股脛骨外翻護膝，研究證實可以在四星期內改善生活功能，例如提升走路或上落樓梯的能力，及明顯有止痛效果。然而昂貴不一定代表沒有副作用，此類護膝因為用來糾正「菠蘿蓋」

的矽膠帶和兩側金屬支架的糾正能力比貼布強，長時間佩戴有可能導致血管栓塞、皮膚刮傷、關節不適等副作用，所以最後都沒有在醫護人員間流行起來。

治理前十字韌帶損傷的護膝

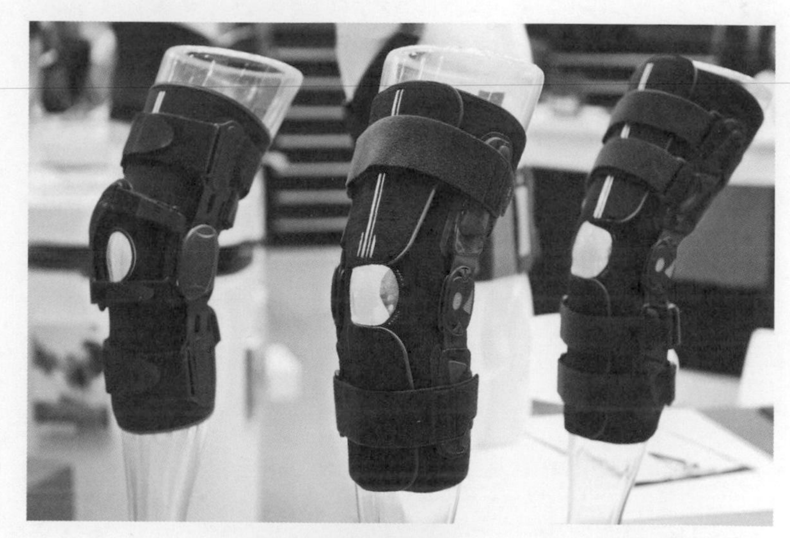

術後護膝

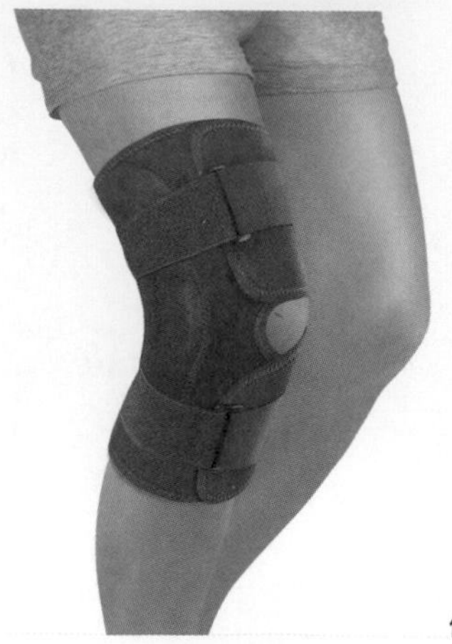

保守療法護膝

治理前十字韌帶損傷的護膝主要分為術後護膝和採取保守療法兩種護膝，後者通常會應用於韌帶沒有完全撕裂的患者身上。一般來説，當前十字韌帶受傷，運動員變成無助的病人時，自會乖乖聽從醫生指示在術後戴上支架式護膝，由兩星期到八星期不等。然而，諷刺的是，有物理治療師研究發現，短期來説，戴上護膝有可能影響消腫及減緩四頭肌的增生，而且長遠對功能、活動幅度、彈跳力等康復指標的幫助不大，所以現時也有零星骨科醫生主張無需為術後病人配上護膝，只要求病人撐拐杖，這跟醫生的刀功沒有甚麼關係。骨科醫生有時候會容許物理治療師自行決定病人是否可以拆掉護膝，主要理據是看病人的步履是否能達至平衡。體感恢復較慢者，可以從步伐的肌肉控制反映出來，如果一拆開護膝就一拐一拐的，治療師最擔心的通常不是病人看完治療後容易因為碰撞而韌帶再斷一次，而是步態的偏差會衍生前膝痛或加劇膝關節退化。

而運動期間戴的護膝，主要是用來改變膝關節的周邊肌肉在不同功能的持份。前十字韌帶受傷已證明和大腿膕繩肌力不足、內側四頭肌在著地一刻的遲緩收縮有關。而現時由醫護人員處方的護膝的確可以在短時間改善這些問題，但暫時沒有研究可以證明使用此類護膝一定時間就能持續提升肌肉控制的能力，亦沒有研究探討及比較術後有戴及無戴護膝的關節退化狀況。長期效果不一，有些人可以長遠改善肌肉控制，有些人則因此造成依賴，現時也沒有研究探討哪些用家特質可以透過護膝治療膝痛，長期可以達到改變肌肉控制的逆轉效果，及哪些用家需要長期依賴護膝。

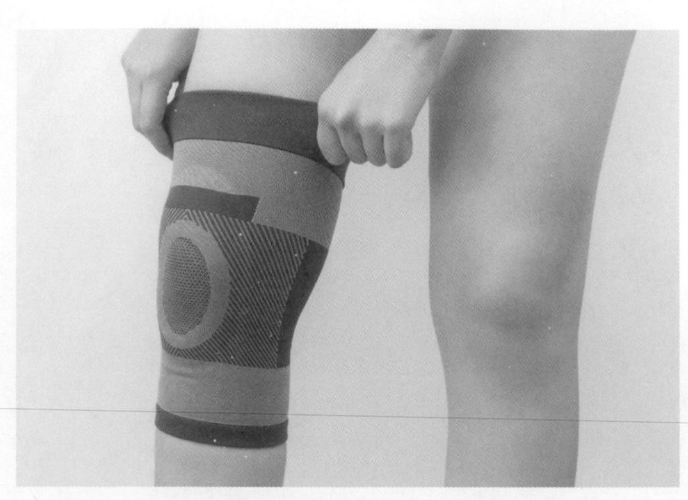
運動護膝

所以，關於護膝要留意：

- 護膝或有止痛效果，但成效不一。療效和關節血液循環、溫度、結構改正和退化速度沒有直接關係。

- 特定為某種膝關節病症而設的護膝可以在短時間內改變肌肉控制，達到止痛和恢復功能效果，但長遠會否造成依賴，又或者應否在患者可以自行控制相應肌肉後戒掉護膝，暫未有科學實證。

- 運動員間流傳的專家之言，原來都可以沒有科學根據。而專家敢向大眾講沒有科學根據的建議，是因為他們深信這是經專業訓練出來的常識。這世代看面書太多的話，就會發現常識比科學根據更罕有。

回歸讀者戴護膝的問題，做運動沒有痛楚，不代表落地動作不存在前十字韌帶再受傷的風險因素，例如盆骨歪斜或膝關節外翻問題，因此，建議還是給專業人員做個脱掉護膝後的風險評估吧！

本篇參考資料：

Beaudreuil, J.（2017）. Orthoses for osteoarthritis: A narrative review. *Annals of Physical and Rehabilitation Medicine, 60*（2）, 102–106. https://doi.org/10.1016/j.rehab.2016.10.005

Beaudreuil, J., Bendaya, S., Faucher, M., Coudeyre, E., Ribinik, P., Revel, M., & Rannou, F.（2009）. Clinical practice guidelines for rest orthosis, knee sleeves, and unloading knee braces in knee osteoarthritis. *Joint Bone Spine, 76*（6）, 629–636. https://doi.org/10.1016/j.jbspin.2009.02.002

Coudeyre, E., Nguyen, C., Chabaud, A., Pereira, B., Beaudreuil, J., Coudreuse, J. M., Deat, P., Sailhan, F., Lorenzo, A., & Rannou, F.（2018）. A decision-making tool to prescribe knee orthoses in daily practice for patients with osteoarthritis. *Annals of Physical and Rehabilitation Medicine, 61*（2）, 92–98. https://doi.org/10.1016/j.rehab.2018.01.001

Eccles R.（1994）. Menthol and Related Cooling Compounds. *Journal of Pharmacy and Pharmacology, 46*（8）, 618–630. https://doi.org/10.1111/j.2042-7158.1994.tb03871.x

Hunter, D. J., Harvey, W., Gross, K. D., Felson, D., McCree, P., Li, L., Hirko, K., Zhang, B., & Bennell, K.（2011）. A randomized trial of patellofemoral bracing for treatment of patellofemoral osteoarthritis. *Osteoarthritis and Cartilage, 19*（7）, 792–800. https://doi.org/10.1016/j.joca.2010.12.010

The Associated Press.（2007, June 10）. Muscle-Pain Reliever Is Blamed For Staten Island Runner's Death. *New York Times*. https://www.nytimes.com/2007/06/10/nyregion/10cream.html

Ornetti, P., Fortunet, C., Morisset, C., Gremeaux, V., Maillefort, J. F., Casillas, J. M., & Laroche, D.（2015）. Clinical effectiveness and safety of a distraction-rotation knee brace for medial knee osteoarthritis. *Annals of Physical and Rehabilitation Medicine, 58*（3）, 126-131. https://doi.org/10.1016/j.rehab.2015.03.004

Smith, J., Malanga, G. A., Yu, B., An, K-N.（2003）. Effects of functional knee bracing on muscle-firing patterns about the chronic anterior cruciate ligament-deficient knee. *Archives of Physical Medicine and Rehabilitation, 84*（11）, 1680–1686. https://doi.org/10.1053/S0003-9993（03）00280-6

Tanen, D. A., Danish, D. C., Reardon, J. M., Chisholm, C. B., Matteucci, M. J., & Riffenburgh, R. H.（2008）. Comparison of oral aspirin versus topical applied methyl salicylate for platelet inhibition. *The Annals of pharmacotherapy, 42*（10）, 1396–1401. https://doi.org/10.1345/aph.1L128

Smith, T. O., & Davies, L.（2008）. A systematic review of bracing following reconstruction of the anterior cruciate ligament. *Physiotherapy, 94*（1）, 1–10. https://doi.org/10.1016/j.physio.2007.04.007

衝擊波的啟示

2018年，歐陽耀沖（歐沖）由貴州智誠回到港超，效力夢想FC。這位2009年東亞運足球金牌隊長回港第一場就因為拉傷大腿被換出。

第二天，歐沖上載了一張他在受傷患處打衝擊波（台灣稱「體外震波」）的照片。衝擊波是上世紀八十年代打腎石的強力儀器，到九十年代才開始有科學家在動物實驗發現衝擊波可以促進骨折復原，再發展到有臨床用於慢性筋肌勞損。但因為臨床證據不夠充分，加上治療過程也會產生疼痛，除非症狀很末期，又或者要趕及重要賽事復出，否則醫生和物理治療師都甚少使用。在新傷第二天就打衝擊波，我閃過的念頭是：他是不是有些甚麼隱疾，要長期打衝擊波？

我真的是這樣想，但我的同事未必這樣想。

「有人為錢，甚麼都做得出。」

「現今那些治療師見流行甚麼便打甚麼。」

還有四方八面行家傳來的史詩式反白眼emoji。

總之，眾人覺得在新傷患處打衝擊波這件事，很不道德。

留言洗版，嚇得相中治療師越洋短訊，告訴我現時不少治療師都會在肌肉拉傷急性初期時，用比處理筋腱勞損低很多的劑量打衝擊波，以刺激肌肉纖維增生進行復健。這方法已曾經在動物測試中取得成功，只是暫時未正式在人體身上進行臨床測試。

不要緊，威而剛在研發時，原本也是用來治心臟病的。因為大多物理治療儀器只有少量不良反應而且沒有副作用，所以很容易就可以通過美國食物及藥物管理局認證。但通過測試只代表治療劑量安全，並不是證明治療的療效。衝擊波雖然較平常物理治療方案有較高侵入性，但仍相對安全，亦沒有大量副作用，在療效一定蓋過風險的情況下，難免成為治療師對任何症狀束手無策時的殺手鐧。

尤其是專業運動員為生計要趕及賽程，醫護人員很容易被運動員、教練，甚至球會和體育總會高層求勝的壓力逼到牆角而逼不得已採用，因此也成了很多偏鋒療程的溫床。反正最壞的情況只是治療無效，為何不放手一搏？

然而，治療師必須保持頭腦清醒，要清楚肯定採用的治療方案是權衡過療效和傷害的專業決定，不要只為了應付高層壓力而未經過深思熟慮地草草決定，自己心裡對自己説清楚，對老闆説清楚；運動員變成公眾人物，原來也要和行家交代。運動員很多時都喜歡上載自己的傷勢和粉絲交代，借此換點激勵自己繼續努力的留言，他們肯定想不到這些同時會變成各治療師的壓力。

另外，衝擊波通常要額外收費，以補償器具的金屬疲勞，但這不代表要斂財。業界之所有此想法，是因為仍有不少同業依舊認為這個案做衝擊波治療是不必要的醫療程序。若果是必要做的治療，手術多收十萬八萬，負責費用的保險公司都不會向醫委會投訴；現時需要做的治療只是額外多收港幣一百幾十元一節，行家都要聲討，其實比波叔派四千塊還要小家。

若是我面對歐沖，我可能也會向患處射衝擊波。因為港超球員每次出場、入球都是收入來源，缺席賽事等於「腳停口停」，如果有甚麼方法可以讓他趕快上陣，只要和球員甚至教練團溝通好有關治療的利益與風險，球員做治療決定時有教練、領隊甚至管理層的支持，球員自會安心得多。但若有天，你的治療師建議做衝擊波治療，時間不趕急的話，不妨多聽一兩位治療師的意見，或許你會聽到治療方案的第三條跑道。

姑勿論衝擊波是否最適當的治療，此事教人最失望的，是發現原來對自己專業最尖酸刻薄的，可能是所謂的自己人。

本篇參考資料：

Haupt, G., Haupt, A., Ekkernkamp, A., Gerety, B., & Chvapil, M.（1992）. Influence of shock waves on fracture healing. *Urology, 39*（6）, 529–532.

Wang, C. J.（2012）. Extracorporeal shockwave therapy in musculoskeletal disorders. *Journal of Orthopaedic Surgery and Research, 7*, 11. https://doi.org/10.1186/1749-799X-7-11

Zissler, A., Steinbacher, P., Zimmermann, R., Pittner, S., Stoiber, W., Bathke, A. C., & Sänger, A. M.（2017）. Extracorporeal Shock Wave Therapy Accelerates Regeneration After Acute Skeletal Muscle Injury. *The American Journal of Sports Medicine, 45*（3）, 676–684. https://doi.org/10.1177/0363546516668622

小籠包，鴨腳紮

「我要紮腳。」

體育學院和一般物理治療診所不同。開放式的治療空間，代表運動員可以隨時打斷別人正進行的治療，搭個訕，討卷膠布。如果運動員在之前的診療中，治療師建議他們練習前需要先進行貼紮，那麼通常他們之後都不用掛號，練習前直接向主診物理治療師搭訕討卷膠布就可以了。

運動貼紮的作用

運動貼紮主要有以下作用：

- 將敷料固定在受傷位置。
- 透過將患處加壓而達到止血及預防腫脹效果。
- 保護患處，免受二次傷害。
- 保護關節，預防關節被伸直或屈曲至不適合的幅度。

- 促進患處復原。

- 在復健運動進行期間支撐關節和為傷者提供更大的本體感受（proprioception），讓患者對運動位置、方向、速度在大腦產生認知，避免過度伸展。

- 在復操及比賽期間為關節和肌肉提供保護。

最完美的狀態當然是運動員傷後復出不需要用護具或貼紮。曾經有隨隊治療師提出大膽的想法，要求所有球員兩隻腳踝都做貼紮，希望借此減少扭傷的數字或者嚴重性。美國有一項針對高中生球隊的研究，比較貼紮和護踝預防扭傷的效果，發現兩者成效都差不多，不過，在時間成本方面，如果治療師或防護員要每季花多一個半小時貼紮，成本會比可以重複使用的護踝昂貴得多。在精英運動世界，金錢和時間同樣寶貴，所以在一般情況下不會有治療師為全隊所有運動員做預防用的運動貼紮。

治療師為關節貼紮，有點像鼎泰豐包小籠包。做小籠包的皮要看時節調和水粉比例；關節貼紮所用的貼布要選易撕易貼易掌握。要貼布維持最佳狀態，貯存貼布的空間一定要保持在特定溫度和濕度，以免膠布糊掉，黏手但不黏患處。小籠包的餡料湯汁不多不少不可「穿崩」；關節貼紮的貼布一樣，如出現未被覆蓋的罅隙就會容易被大動作一舉撕破，所以如遇上太腫的腳掌，倒不如直接向教練領隊舉白旗宣布投降。小籠包要有十八個一式一樣的摺位；包腳則要無摺，並做到絲質順滑效果，否則皮膚受壓不均會擦出水泡，結果火燒心的痛楚令狀況變本加厲。做小籠包和包腳速度同樣都要快，前者是因為食客眾多，後者則有兩個可能：一、比賽前的球隊更衣室內只有一名防護員在縛很多隻腳踝；二、比賽期間，球員受傷紮腳的過程中，總被球證催促完成。曾經有大學的貼紮實習試要求三分鐘內包完一隻腳踝，否則會直接被評為不合格。

貼布的由來及發展

貼布的出現源於美國骨科醫生 Dr Virgil Gibney 發表踝關節扭傷採用貼紮治療的個案研究。早期貼紮的橡膠物料彈性不平均，又易引起敏感，所以貼紮時要先墊上保護海綿，然後就像織籐籃般將整個腳踝包好。橫貼和直貼不可以分開貼紮，必須縱橫交錯地將貼布的拉力控制在交接的位置上，用以消腫的壓力才可以平均分佈在整個踝關節上。這個二戰時期用作保護士兵的產物，直至戰後才被 Cramer 家族改良貼布物料和黏料，並在不同的體育比賽大派用場，再衍生出對應其他關節的貼法。時至今日，物料再因為科技進步，現在已可以直接貼在皮膚上，主要是利用貼布沒有彈力的特性，限制腳踝呈現引起痛楚的角度，預防傷勢惡化。

傳統的運動貼布雖然保護性較強，但因為貼布沒有彈性影響運動功能，又不能防水，上貼布的程序亦較為複雜，需要治療師重複示範，所以運動員都想尋找一些類似但要有彈性、可以容許活動，同時又能有效保護關節和肌肉的運動貼布。近年常見的其中一種是色彩繽紛的肌內效貼布，由日本脊骨神經科醫師加瀨建造於 1970 年代發明。在廣泛用於運動領域之先，這類貼布主要是用於輔助筋膜治療和控制腫脹，所以原來的貼布設計是根據筋膜的張力可以伸展約 160% 至 170%，亦沒太多回彈力，黏貼亦可以防水，能留在皮膚上三五天而不剝落，以提升表皮和筋膜空間，加快淋巴流轉。到 2008 年陸續有運動明星採用肌內效貼布，包括和太太走在時代尖端的碧咸，肌內效貼布就曾出現在他「謀事在人、成事在天」紋身旁的腰間。螢光粉紅色的貼布在鏡頭前異常亮眼，運動界因而一窩蜂地學習貼布方法，銷售亦異常火紅，新品牌也隨之湧現。

肌內效貼布原本設計是用來促進復原，但運動界人士卻逐漸將之當成為軟組織減壓的方式，甚至以為有刺激或紓緩肌肉張力之用。近年有不同的證據顯示，運動貼布雖然可以輕微改善受傷患肢的肌力，但對於沒有傷患的運動員來説，既沒有增強運動表現，也沒有加快肌肉起動或將繃緊的肌肉紓緩的作用。因為吹的牛愈來愈大，美國貼布製造商 KT Health 就被消費者入稟控告失實陳述，誇大治療及預防運動傷害和止痛效果，庭外和解需要花五百萬美金及接受消費者退貨。事件反映了運動員和治療師期望市面上有可以有減壓和刺激肌肉起動的貼布需求，肌內效的純綿單向伸展根本不能滿足需求。澳洲物理治療師 Ryan Kendrick 因而研發了混入人造物料及可以雙向伸展的 dynamic tape。雙向伸展的彈性貼布，因為回彈力大大增強，可以為軟組織卸掉撞擊力，並強調對肌肉和關節的支撐是結構性，而非甚麼本體感受之類的天花龍鳳。其澳紐土著紋身般的印花也聲稱可以卸力，甚至可以提前起動肌肉，改善不同痛症和保護運動傷害。

運動用品，尤其是和勝負有關的，總怕自己的底蘊被公諸於世。就像游泳界早前流行的「鯊魚衣」最後被國際泳聯禁用一樣，運動比賽中任何涉及不勞而獲的東西，總會被打擊至永不超生。很多科學家想證明貼布有「有病醫病無病強身」的靈效，但又怕論文一旦刊出，貼布就會從此變成違禁品。

貼紮的選擇和技巧

看治療師和防護員技術是否到家，可以從他們的貼紮選材和技巧略知一二，因為基礎物理治療課程裡教授的貼布技巧只是水過鴨背，對自己的

	dynamic tape	肌內效貼布	傳統運動貼布
材質	尼龍混合萊卡纖維或 回收膠樽PET混合萊卡纖維	棉質（有品牌混合萊卡纖維）	人造絲／棉質，或含有乳膠
延伸度	超過200%	140%至180%	沒有
延伸盡頭	沒有	有	有
阻力及回彈力	強	弱	沒有
延伸方向	雙向伸展	單向伸展	沒有
貼布時患肢	需要縮短	一般需要延長	固定在中間或糾正後位置
主要運作原理	透過回彈協助減速、吸收負荷和震盪力，協助完成動作	透過本體神經感應達至改變動作啟動	利用全阻力限制關節活動
次要運作原理	改變本體神經感覺	透過微弱的回彈及及延伸盡頭提供肌肉刺激	改變本體神經感覺

表 2.1 三種貼布的比較

治療質素有要求的話，才會願意自掏腰包持續上課。運動員大都想自己傷患上纏的貼布像絲般薄衛生巾般輕便，好讓他們可以繼續在場上無拘無束地做自己想要做的事。聰明的治療師應該在這時候明確地告訴運動員，現實未必殘酷，卻總要面對的。

關節鬆脱即代表關節已不在生物力學的正常範圍活動，當然要用傳統貼布將活動範圍扳回正常範圍。傳統貼布可以幫助關節在物理結構上作出改變，故此比彈性貼布更優勝。例如和足底舟骨下塌有關的扁平足，只有傳統貼布（low dye taping）可以真正為足底減壓，改善腳掌在步行時的內翻。肌內效貼布不單不會改善結構，其聲稱可以改善本體感受的功能也早被實驗否定。

然而，如果是關於淋巴引流，肌內效是不二選擇。碰傷撞瘀，肌內效「八爪魚」、「蜘蛛網」一出，貼布會將皮膚和筋膜稍稍分離，騰出空間讓積液和瘀血透過血液和淋巴系統循環引流到其他地方。

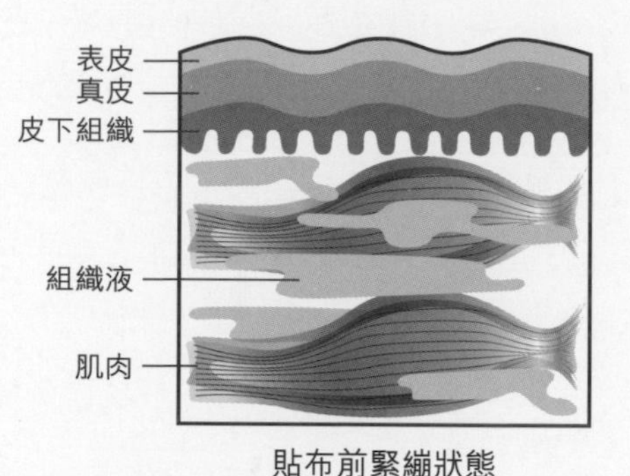

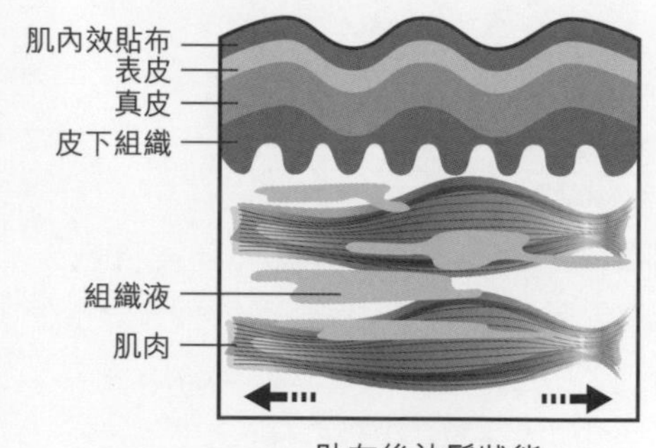

肌內效貼布對淋巴引流的作用

至於其他有關肌肉起動的貼紮方式，坊間的實驗結果不一。可幸的是，所有實驗都證明不論貼布回彈有多強，都不是令沒有傷患的運動員變成大力水手的菠菜，所以大家仍然可以在運動場上貼上確保自己身體健康的保障。

記得某天在診所，有個水上運動項目運動員求診，說腳踝的筋腱又隱隱作痛。主診物理治療師初來報到，對水上活動一竅不通。最後決定為運動員訓練前做貼紮，正當運動員步出治療室時被我看見，發現他腳上貼布的方式有點不妥——為甚麼明明是傳統的貼法，貼的卻是 dynamic tape？我腦海第一個想法是，你為甚麼用包鴨腳紮的腐皮來包小籠包？

雖然該治療師知道要固定關節，卻忽略了運動員需要防水功能的實際需要。而且要知道彈性貼布上超過三層的話，拉力便加不上去也不會黏在一起。

我更要強調的是，用傳統貼布紮一隻腳踝，要花半卷貼布，約港幣三十塊；用同一個方法貼紮，如用上 dynamic tape，也是半卷，那就要差不多港幣七十塊。而剩下的半卷，原來也被治療師打翻了的按摩油浸到濕漉漉，不能再用了。雖然不是自己的錢，但見到這道油浸腐皮，貼布的無辜犧牲也教我有點欲哭無淚。

運動員最後覺得上了貼布也改善不了疼痛，因此換了主診治療師。第二位治療師沒有為他上貼布，只是狠狠地用手法治療將僵硬的關節鬆開，結果所有訓練可以回復正常。

所以，物理治療師和點心師傅都一樣，要搞清楚自己在做鼎泰豐還是添好運。

本篇參考資料：

Au, I., Fan, P., Lee, W. Y., Leong, M. W., Tang, O. Y., An, W. W., & Cheung, R. T.（2017）. Effects of Kinesio tape in individuals with lateral epicondylitis: A deceptive crossover trial. *Physiotherapy theory and practice, 33*（12）, 914–919. https://doi.org/10.1080/09593985.2017.1359871

Cai, C., Au, I. P., An, W., & Cheung, R. T.（2016）. Facilitatory and inhibitory effects of Kinesio tape: Fact or fad?. *Journal of Science and Medicine in Sport, 19*（2）, 109–112. https://doi.org/10.1016/j.jsams.2015.01.010

Halseth, T., McChesney, J., Debeliso, M., Vaughn, R., & Lien, J.（2004）. The effects of kinesio™ taping on proprioception at the ankle. *Journal of Sports Science & Medicine, 3*（1）, 1–7.

Hopper, D. M., Grisbrook, T. L., Finucane, M., & Nosaka, K.（2014）. Effect of ankle taping on angle and force matching and strength of the plantar flexors. *Physical Therapy in Sport, 15*（4）, 254–260. https://doi.org/10.1016/j.ptsp.2013.11.006

Lange, B., Chipchase, L., & Evans, A.（2004）. The effect of low-dye taping on plantar pressure during gait, in subjects with navicular drop exceeding 10 mm. *Journal of Orthopaedic Physical Therapy, 34*（4）, 201-209. https://doi.org/10.2519/jospt.2004.34.4.201

Macdonald, R.（2004）. Chapter 1: Introduction. In R. Macdonald（Ed.）, *Taping Techniques（Second Edition）*（pp. 3-8）. Butterworth-Heinemann. https://doi.org/10.1016/B978-0-7506-4150-0.50005-4

Mak, D. N., Au, I. P., Chan, M., Chan, Z. Y., An, W. W., Zhang, J. H., Draper, D., & Cheung, R. T.（2019）. Placebo effect of facilitatory Kinesio tape on muscle activity and muscle strength. *Physiotherapy Theory and Practice, 35*（2）, 157–162. doi: 10.1080/09593985.2018.1441936

McNeill, W., & Pedersen, C.（2016）. Dynamic tape. Is it all about controlling load?. *Journal of Bodywork and Movement Therapies, 20*（1）, 179–188. https://doi.org/10.1016/j.jbmt.2015.12.009

Mickel, T. J., Bottoni, C. R., Tsuji, G., Chang, K., Baum, L., & Tokushige, K. A.（2006）. Prophylactic Bracing Versus Taping for the Prevention of Ankle Sprains in High School Athletes: A Prospective, Randomized Trial. *The Journal of Foot and Ankle Surgery, 45*（6）, 360–365. https://doi.org/10.1053/j.jfas.2006.09.005.

Yam, M. L., Yang, Z., Zee, B. C., & Chong, K. C.（2019）.Effects of Kinesio tape on lower limb muscle strength, hop test, and vertical jump performances: a meta-analysis. *BMC Musculoskeletal Disorders, 20*（1）, 212. https://doi.org/10.1186/s12891-019-2564-6

用和平與愛處理急性傷患

上過急救班的朋友都知道，處理急性運動創傷的口訣是「PRICE」：

P（protection）：保護，例如使用適當的護具、枴杖等，避免已受傷的組織傷勢惡化。
R（rest）：休息，原理同上。
I（ice）：敷冰或可消炎，預防患處腫脹發熱。
C（compression）：施壓，也是消腫良方。
E（elevation）：提升，減少腫脹積液積聚在患肢。

「休息」就甚麼事情都不做？

金科玉律講了好幾十年，然後大家發現，原來不少人以為「休息」就真的只是一直休息，甚麼事情都不做。直到某天，老球友一通電話打過來，忽然覺得自己休息足夠，就可以立即上場，做自己的戴志偉和小志強。然而，如果這樣可行的話，我應該早就失業了。事實證明，就如姜大偉在保險廣告這樣說：「再鋒利的刀，也會有生鏽的一天。」運動前熱身不足，又沒有準確地評估受傷休息後的體能狀態而胡亂制訂運動量的話，再次受傷是遲早的事。

受傷後要動還是不動，甚麼時候可以開始活動等類似問題，從來都是千古奇案。急性傷患發生時，身體會釋出多種發炎因子促進受傷位置復原。古希臘哲學家 Celsus 在公元前已經形容發炎的四大症狀有「紅、腫、痛、熱」，後來再有按摩治療師 Werner 將「喪失日常生活功能」加諸在內。紅、腫、熱主要是因為血液循環增加及血管壁穿透性增加所引起，目的是要在短時間內把白血球及修補受損組織的蛋白質送到患處。有一些蛋白質是用來吞噬已受損及已喪失功能的軟組織細胞，另一些蛋白質是用來轉化成修補患處的新生組織。而發炎所產生的痛症，主要是因為眾多因子再衍生出來的緩激肽（bradykinin）刺激了痛覺受器。新傷有痛楚，主要的作用是提醒患者避免在患處施加不必要的壓力和拉扯，延誤復原的進度。例如人扭傷腳踝時，患處的痛楚或會令患者舉步維艱，但同時是身體正在提醒患者要多加休息，不要影響身體正在進行的修復過程，所以枴杖的處方和使用也是物理治療的主要範疇之一。其實人類有自身復原系統，所以一般不太需要外力打擾也能自癒，可是，現實是人類受傷時總會喜歡尋找一些額外的輔助方法，或是訂立一些禁忌，希望令復原過程加快，新造出來的新組織可以更堅韌。

受傷初期血液循環增加和白血球湧現，都會引起令患者感到痛楚的化學反應；痛楚是對人類最佳的提醒，提示患者這是休養生息的時候。傷患初期，任何對關節、肌肉、筋腱的過量拉扯、擠壓都會令循環系統和免疫系統將更多的白血球和發炎因子帶到受傷位置，腫脹發熱的情況就會更趨嚴重。不過，當休息過後，痛楚、腫脹消除時，新長的疤痕和正在修復的組織就需要一定的壓力和負荷才會健康成長，讓這些新長出來的組織可以應付生活甚至極限運動的需求，達到相應的堅韌度。故此，有醫護人員認為「休息」一字有誤導成份，應將口訣改成「POLICE」：

P （protection） ：保護
OL（optimal Loading）：最佳負荷
I （ice） ：敷冰
C （compression） ：施壓
E （elevation） ：提升

最佳負荷的定義，在於醫護人員及傷者對受傷及復原階段的明白及掌握，決定患處應減壓或是加壓。精英運動的世界裡，常常有兩種極端的思維：休息是一種罪過，就算受傷，停下來就是死罪，最終導致不少受傷運動員在練習場上硬撐，結果舊傷未康復，新傷陸續有來；或者是另一極端，明明修復的過程已經完成了，卻沒有恢復訓練的勇氣，怕一下子練得太多，舉得太重，會令脆弱的新組織垮掉。最終練習強度一直未達標，又哪來體能去比賽贏獎牌？

急性創傷期間的一切消炎治療，包括最簡單的敷冰、口服消炎藥，甚至是口服或注射類固醇治療，原意是為了在急性期間達到止痛效果，但原來這同時會窒礙血液循環將發炎因子和修復用的膠原蛋白運送到患處。更有多份研究證實口服非類固醇消炎藥會窒礙骨折復原、減低新生韌帶強度。雖然口服非類固醇消炎藥可以短期改善痛楚，但也不能小覷長期服藥對腸胃和心血管的副作用。新的疤痕組織增生和修復延誤會影響新增組織的柔韌度，有可能令新生組織受不起高強度訓練所帶來的拉力和擠壓。現時有不少注射類固醇後筋腱撕裂的個案報告，有問卷調查發現濫用口服類固醇的男子健美運動員遇上筋腱撕裂的個案數量是沒有濫用類固醇的七倍，也有臨床研究顯示類固醇注射網球肘的短期止痛效果不僅沒有比物理治療優勝，半年後和一年後的跟進都顯示接受類固醇注射的患者的復原程度不及物理治療組患者，復發率也較高。

「和平與愛」

故此，最近有醫護人員將「POLICE」的口訣再轉化成「和平與愛」。為何不是「愛與和平」？因為這是建基於傷患不同康復期的需要。在新傷急性期間，傷者需要的是「和平」(PEACE)：

P（protection）：保護
E（elevation）：提升
A（avoid anti-inflammatories）：避免消炎方法
C（compression）：施壓
E（education）：教育

教育應在受傷早期就進行，調整傷者處理受傷的態度。不少痛症患者對影像診斷深信不疑，但有不少個案裡，治療師發現痛症根源和影像顯示異常的部分未必吻合，卻深深影響著傷者對傷患的想法，令他們認為一定要將影像中所見到的異常部分完全糾正才算康復，結果不少傷者因為影像診斷而去動手術，最終在手術失敗後才發現影像上的「傷患」和痛症根本沒有關係。很多病人和運動員以為，只要自己有經濟能力負擔治療費用，便可以換來如手法、電療、針灸等被動治療的短暫治療效果和透過僅有小小的休息，接下來就能隨意增加工作量和訓練量，繼續虐待自己的身體。這樣的心態和行為其實會令病人和運動員不知不覺間對被動治療做成依賴甚至成癮，長遠會阻礙病人和運動員康復後的自立能力。筋腱、骨骼和其他軟組織在長期高壓下產生的發炎和退化，也是被動治療不能完全逆轉的自然現象。曾經有私人執業同事抱怨，因為這類病人太多，影響新症約診；也有同事在度假期間，收到診所電話，説有病人因為治療師放假掛不到診而在診所大吵大鬧。

到了中後期，大家需要的，就是「愛」(LOVE)：

L (load)：最佳負荷
O (optimism)：正向心態
V (vascularization)：血液循環
E (exercise)：持續運動

除了增加患處的血液循環，不少研究顯示，基礎的帶氧運動也可以促進恢復功能，並帶來荷爾蒙轉變令心境開朗。而康復後期的針對性功能練習，可以預防重複的傷患或者復發。整個口訣的延伸，是希望大眾可以用宏觀的角度去處理傷患，認識不同的階段，身體有不同需要。無論是關節、肌肉、筋腱或骨骼不同嚴重程度的傷患，同樣的原理也可以令傷患在結構上和功能上得到最佳的康復狀態。

口訣不斷演化，是基於可以令傷患完全康復，並回復受傷前運動水平的周全顧慮。原來和平與愛，放諸四海，皆是不變真理。

本篇參考資料：

Bleakley, C. M., Glasgow, P., & MacAuley, D. C.（2012）. PRICE needs updating, should we call the POLICE?. *British Journal of Sports Medicine, 46*（4）, 220–221. https://doi.org/10.1136/bjsports-2011-090297

Botting, R. M., & Botting, J. H.（2000）. Pathogenesis and Mechanisms of Inflammation and Pain. *Clinical Drug Investigation, 19*, 1–7 . https://doi.org/10.2165/00044011-200019002-00001

Brinks, A., Koes, B.W., Volkers, A.C. et al.（2010）. Adverse effects of extra-articular corticosteroid injections: a systematic review. *BMC Musculoskelet Disorders 11,* 206. https://doi.org/10.1186/1471-2474-11-206

Coombes, B.K., Bisset, L., Brooks, P., Khan, A., Vicenzino, B..（2013）. Effect of Corticosteroid Injection, Physiotherapy, or Both on Clinical Outcomes in Patients With Unilateral Lateral Epicondylalgia: A Randomized Controlled Trial. *JAMA, 309*（5）, 461–469. doi:10.1001/jama.2013.129

Dubois, B., & Esculier, J. F.（2020）. Soft-tissue injuries simply need PEACE and LOVE. *British Journal of Sports Medicine, 54*（2）, 72–73. http://dx.doi.org/10.1136/bjsports-2019-101253

Hawkins, S. W., & Hawkins, J. R.（2016）. Clinical applications of cryotherapy among sports physical therapists. *International Journal of Sports Physical Therapy, 11*（1）, 141–148.

Kanayama, G., DeLuca, J., Meehan, W. P., 3rd, Hudson, J. I., Isaacs, S., Baggish, A., Weiner, R., Micheli, L., & Pope, H. G., Jr（2015）. Ruptured Tendons in Anabolic-Androgenic Steroid Users: A Cross-Sectional Cohort Study. *The American Journal of Sports Medicine, 43*（11）, 2638–2644. https://doi.org/10.1177/0363546515602010

Khan, K. M., & Scott, A.（2009）. Mechanotherapy: how physical therapists' prescription of exercise promotes tissue repair. *British Journal of Sports Medicine, 43*（4）, 247–252. https://doi.org/10.1136/bjsm.2008.054239

Kidd, B. L., Urban, L. A.（2001）. Mechanisms of inflammatory pain. *BJA: British Journal of Anaesthesia, 87*（1）, 3–11. https://doi.org/10.1093/bja/87.1.3

Lin, Y.C., Shieh, S.J.,（2016）. Extensor-pollicis-longus or -brevis tendon rupture after corticosteroid injection, *Formosan Journal of Surgery，49*（1）,15-19. https://doi.org/10.1016/j.fjs.2015.06.006.

Lisowska, B., Kosson, D., & Domaracka, K.（2018）. Positives and negatives of nonsteroidal anti-inflammatory drugs in bone healing: the effects of these drugs on bone repair. *Drug design, development and therapy, 12*, 1809–1814. https://doi.org/10.2147/DDDT.S164565

Mahler, F., Fritschy, D.（1992）. Partial and complete ruptures of the Achilles tendon and local corticosteroid injections. *British Journal of Sports Medicine, 26*（1）, 7-14.http://dx.doi.org/10.1136/bjsm.26.1.7

Nanno, M., Sawaizumi, T., Kodera, N., Tomori, Y., & Takai, S.（2014）. Flexor pollicis longus rupture in a trigger thumb after intrasheath triamcinolone injections: a case report with literature review. *Journal of Nippon Medical School = Nippon Ika Daigaku zasshi, 81*（4）, 269–275. https://doi.org/10.1272/jnms.81.269

Olaussen, M., Holmedal, O., Lindbaek, M., Brage, S., & Solvang, H.（2013）. Treating lateral epicondylitis with corticosteroid injections or non-electrotherapeutical physiotherapy: a systematic review. *BMJ Open, 3*（10）, e003564. https://doi.org/10.1136/bmjopen-2013-003564

Patel, D.S., A.adrian, B.（June 7, 2011）. Do NSAIDs Impair Healing of Musculoskeletal Injuries? *The Journal of Musculoskeletal Medicine, 28*（6）. https://www.rheumatologynetwork.com/view/do-nsaids-impair-healing-musculoskeletal-injuries

放鬆筋膜用的邪惡軸心

記得剛剛入行每逢海外集訓和比賽的時候，我都喜歡留意別人用甚麼包包，包包裡面裝的是甚麼東西。有一次，我見到美國隊治療師除了按摩床外，每天更會將一個三十多吋的行李箱拉到會場。當時我很好奇為甚麼他們每天要拿這麼多治療器材開工。直至有天我隊和美國隊對壘，我終於有機會見識他們偌大的行李箱裡盛載著甚麼高端治療儀器……

精英運動賽事的器材就像軍備競賽，除了技術較量外，其他符合比賽規格又可以為自己增加勝算的產品型號和設計都會受到選手熱烈追捧。近年，這樣的競賽風氣延伸至運動醫學的治療和恢復用品。氣壓腳套、按摩手槍，甚至以前只限於治療師操作的電刺激儀器比比皆是，但只限於以往有比賽佳績、有議價能力的運動明星才可以負擔甚至免費代言。當年孫楊的尿還未被發現是紫色、未被國際反禁藥組織禁賽的時候，[1] 也曾向新加坡隊醫借按摩槍。

1 孫楊，前中國隊游泳運動員，成名後一直受到禁藥疑雲困擾，2016 年里約奧運會上，法國泳手 Camille Lacourt 向傳媒表示，「他撒的尿是紫色的。」所以華語媒體有另一揶揄他的綽號，叫「尿紫楊」。他在 2020 年被國際體育仲裁法庭宣判禁賽八年，但後來上訴得直，暫緩禁賽。

而入門門檻比較低的，有宣稱可以在運動前熱身、運動後放鬆的泡沫滾筒（foam roller），是一眾新手老將傍身的恩物。

全世界第一個按摩滾筒，源自運動治療界一代宗師 Moshe Feldenkrais 的身體律動課程，其設計的原意是用來支撐平衡。Feldenkrais 創新的方法在美國戲劇界和舞蹈界深受歡迎，他其中一個入室弟子 Sean Gallagher 本身是物理治療師，他約在 1980 年代將滾筒的功能深化，治療了當時百老匯炙手可熱的導演 Jerome Robbins，結果效果好得名導演要將之發揚光大。不過，滾筒療法真正在運動健身界流行起來，就要到 1990 年代物理治療師 Mike Clark 將滾筒帶到健身室，再著書立說之後。

運動世界裡，競爭激烈，競賽者一旦發現自己會因為比別人少了某樣東西而影響自己的勝算，就會想盡辦法將它弄到手。另一方面，業餘運動員和週末戰士們看見專業人士都在用這些嶄新的健身器材，自然會想擁有同樣器材，從而獲得優越感，這些器材的銷量因此直線上升。人人心急如焚，生怕自己落後於人，卻忘記了任何治療方法都需要時間做臨床測試，唯有經過這些測試才會知道花的時間、金錢和力氣是否值得。

滾筒治療的原理

滾筒治療的原理是利用滾筒施壓的方式向筋膜施壓，做到放鬆筋膜的效果。除了皮膚、血管和神經線外，筋膜是第四種貫通全身的軟組織，將身體各系統的器官和組織聯繫起來。筋膜裡面有膠原蛋白（collagen fibre）、彈性纖維（elastic fibre）、網狀纖維（reticular fibre）、增肌細胞（myofibroblast）、感應器官（sensory organs）（包括對壓力、溫度等刺激的感應）和這些組織中間的黏液樣物質（ground substance）。黏液樣物質主要成份有糖胺聚醣（glycosaminoglycan, GAG）和蛋白聚醣（proteoglycans）。

筋膜一般分成三層，而滾筒一般只可以在皮膚以下的淺層進行擠壓，主要目的是要擠出黏液樣物質裡藏著的水分，影響張拉整體結構（tensegrity），令骨筋組織的活動幅度增加；筋膜上的感應器官比肌肉內的感應器官密度高十倍，敏感程度也相應更強，用滾筒擠壓這些感應器官，希望可以減少運動後的肌肉酸痛。

新傷的炎症、舊傷的疤痕、軟組織對持續運動負荷後的適應、心理狀態、體溫、氣溫和痛症，都會影響筋膜的柔韌度。

各位要留意滾筒主要是擠壓黏液物質裡的水分，因此，放鬆的效果也會跟人體水分吸收是否充足有關。同時，黏液物質中的碳水化合物和蛋白質也跟人體的營養攝取有關係，所以適量運動和均衡飲食，對筋膜健康也同樣重要。

Cheatham 的文獻回顧顯示，筋膜放鬆可以即時增加關節活動幅度，又不會如拉筋伸展動作般影響運動期間的肌力和爆發力，所以運動前使用可以確保肌肉和關節能夠在最大活動範圍裡發揮，這微妙的輔助，在不少運動項目中已是勝負的關鍵。

然而，擠出來的水分容易被這些黏液物質吸收回去，筋膜的厚度和水分也因此很容易打回原形。還記得深夜電視直銷廣告裡，自助脊椎伸展儀器被包裝成增高器材銷售，推銷員沒有告訴消費者，他們的身高會在「增高」治療後兩個小時打回原形。滾筒治療，其實同樣是灰姑娘的南瓜車。

至於有說滾筒可以在運動後減少肌肉酸軟，其原理現今有多種說法。其中一個說法與使用滾筒放鬆後相應部位的發炎因子和血液中的肌酸激酶（creatine kinase）減少有關。肌酸激酶是肌肉細胞代謝及催化肌肉能量轉換的重要酵素，若果運動量過大，肌肉細胞有微撕裂（microtear）時，大量肌酸激酶就會流到血液循環中，如果此時抽血檢驗，肌酸激酶指數就會激增。因為肌肉缺少肌酸激酶轉化爆發力所需的能量，這間接減弱衝刺跑、跳躍等運動功能的表現。另一個說法是，皮膚上的周邊觸覺神經被按壓後，或會減低用家對酸痛的敏感程度。將壓力放在壓痛點（即中醫所謂的「阿是穴」）或會在中央神經產生鎮痛反應，從而達到止痛紓緩效果。

了解箇中原理後，全球各地的物理治療師和體能教練便發揮自己的小宇宙，透過泡沫軸的按壓和伸展、垂直和水平滾動，從而達到治療甚至增強運動功能的效果。剩下的技巧，就是用家如何在自己身上找到壓痛點再用滾筒按壓，物理治療師和體能教練因為訓練背景，教導病人正確使用泡沫軸方面自然會比較得心應手。

說回美國隊隊醫的行李箱，到底裡面裝著的是甚麼？原來是他們的國產：一大把「地捫」（Del Monte）香蕉。是的，香蕉是治療師的七大武器之首。室內運動項目的臨場支援，動輒要在場館內逗留十二至十七小時，賽程可以緊密得連午飯時間都沒有。隨身帶著含豐富碳水化合物和蛋白質的營養補充，是預防治療師餓暈的良方。

所以說：「工欲善其事，必先利其器。」

本篇參考資料：

Behm, D. G., Wilke, J.（2019）. Do Self-Myofascial Release Devices Release Myofascia? Rolling Mechanisms: A Narrative Review. *Sports Medicine, 49*（8）, 1173–1181 . https://doi.org/10.1007/s40279-019-01149-y

Cheatham, S. W., Kolber, M. J., Cain, M., & Lee, M.（2015）. The Effects of Self-Myofascial Release Using A Foam Or Roller Massager On Joint Range Of Motion, Muscle Recovery, And Performance: A Systematic Review. *International Journal of Sports Physical Therapy, 10*（6）, 827–838.

Freiwald, J., Baumgart, C., Kuhnemann, M., & Hoppe, M. W.（2016）. Foam Rolling in sport and therapy—Potential benefits and risks: Part 2—Positive and adverse effects on athletic performance. *Sports Orthopaedics and Traumatology, 32*（3）, 267–275.

Heffernan C.（2016, February 2）. *The History of Foam Roller*. Retrieved July 19, 2020, from https://physicalculturestudy.com/2016/02/02/the-history-of-the-foam-roller/

Myers T. W.（2009）. *Anatomy Trains: Myofascial Meridians for Manual and Movement Therapists（2nd Ed.）*. Churchill and Livingstone.

Okamoto, T., Masuhara, M., & Ikuta, K.（2014）. Acute effects of self-myofascial release using a foam roller on arterial function. *Journal of Strength and Conditioning Research, 28*（1）, 69–73. https://doi.org/10.1519/JSC.0b013e31829480f5

Wiewelhove, T., Döweling, A., Schneider, C., Hottenrott, L., Meyer, T., Kellmann, M., Pfeiffer, M., & Ferrauti, A.（2019）. A Meta-Analysis of the Effects of Foam Rolling on Performance and Recovery. *Frontiers in physiology, 10*, 376. https://doi:10.3389/fphys.2019.00376

氯己定——粉紅色的夏

根據《鏗鏘集》2020年6月15日「防疫產品的迷思」一集的內容，市面上的防疫產品中，其中聲稱「純天然」製造的消毒噴霧經實驗室化驗後發現其成份有氯己定（chlorhexidine gluconate）。因為旅居海外良久，不知道氯己定實際是甚麼物質，多謝香港電台將英文學名用粉紅色染得栩栩如生——或許有人知道這是漱口水的主要成份，但同時，這不就是我出隊急救包中那幾包粉紅色的消毒藥水？

不同的運動員隊伍、不同的運動會、不同的賽事，運動員會有不同的撞擊風險。雖然賽事進行時會有大會駐場急救，但運動員的傷口一般都會交由駐隊物理治療師主理。因為是隨身包，尺寸一定要便於攜帶，而且行李艙也有限制，所以隨身包內通常都是一些像茄汁般的易撕小包，和其他敷料放在一起。每逢有甚麼擦傷割傷，時間又夠充裕的話，都會用無菌紗布沾上大量藥水，擦一下傷口，然後紗布就要丟掉，以免重複擦拭，將沾在上面的細菌病毒帶回傷口患處，引致感染。曾經有一段時間在醫院工作，肩膊和膝關節手術的洗傷口動作都是由物理治療師負責，如何用兩個鉗將無菌紗布沾消毒液，扭乾，再擦拭傷口，乾透後再敷上防水膠膜，這是繁忙的臨床工作中最治癒的時刻。

我或許是個福星，一般隨隊後都用不完這些消毒藥水，所以通常經理都容許我繼續將消毒藥水留待下次使用，有時過了期都不大記得，要到拿起來用時才知道，有時發現時已經太遲。同時我又慣性地繼續拿新的消毒藥水包放在隨隊包裡，擠得分格都快要破掉。

氯己定的另類用途

除了傷口消毒等醫療作用，在個別情況下，氯己定也可以有其他特別用途。

某次到歐洲隨隊比賽，有個運動員到我下榻的酒店房間找我治療。他趴在因為時間關係已經預先準備好的按摩床上，我連手都未碰到運動員，就已經聞到有股怪怪的味道。不少運動員都習慣練習和比賽後不洗澡就直接過來，即使我經常強烈溫馨提示他們要「先洗澡，後治療」。但有時因為治療師要爭取休息時間，運動員洗澡時間可能長達一集韓劇男女主角深情對望，所以漸漸我也學懂了埋沒嗅覺，心想：「還是自己下班後好好洗個澡，擦一下按摩床吧。」

完成治療後，下一個輪候治療的是前一個運動員的室友。他煞有介事地問我：「上一個躺著的是不是我室友？」

「是啊。」

室友臉色變得鐵青，「我的室友……他……他的……他的加壓緊身褲已經兩星期沒有洗過了……」比賽前兩星期到埗後便跟隨本地隊伍集訓，今天是第一天比賽，即是說，這運動員的貼身衣物從第一天到埗後到現在都沒有洗過！啊，我差點忘了，這運動員連到機場報到也是穿著同一條緊身褲，由出發地到目的地，兩程長途機再加接駁巴士，再加上第二程旅程延誤，在中途站酒店的好幾小時……總括來説，這兩星期又三十小時裡，這運動員除了上廁所和洗澡，都……噢！

幸好沒有吃宵夜，不然的話，我會吐。

我記得隨身包裡有些快過期或未過期的氯己定茄汁包。我像賣火柴的女孩一樣，將所有三個月內到期的十來包藥水都撕開，倒在按摩床上。粉紅色的液體瀉在人造皮的床面上，愈倒愈多，多得要滿瀉並滴在地下的瓷磚上。室友連忙把消毒藥水擦乾，總算得了安心；同場的職員聽到我們的對話都傻了眼，卻沒有説我們倒消毒藥水這件事有何不合理。

自這件事以後，每次隨隊比賽，我都會多帶幾包氯己定。直至某年有氯己定茄汁包樣本經化驗發現含菌量超標；後來，實驗室研究亦顯示，將白老鼠的傷口分別用氯己定、清水和鹽水處理，並每三天紀錄癒合狀況，發現氯己定會抑制傷口癒合，平均比鹽水和清水延遲十天傷口才癒合，也容易引發敏感症狀。因此，近年沒有帶太多傍身。基於上述發現，英國欖球總會的運動急救課程最新指引，建議清洗傷口時，只需使用生理鹽水或者大量流動的蒸餾水，將大量液體用大針筒提高水壓沖洗傷口，把有害物加以稀釋和清洗，其除細菌能力比小包裝的氯己定更能預防傷口感染。如果傷口沾有泥沙沖洗不掉，才使用潔淨的刷子將之去除掉。

至於傷口是否需要縫針，主要是看傷口大小。如遇上以下情況，不論傷口有多大都不應該嘗試自行臨場縫合：

- 傷口已暴露於空氣中十二小時以上
- 傷口或已被感染
- 傷口需要送院作詳細檢查
- 頸、胸、腹、會陰的損傷
- 穿刺性骨折傷口
- 在受感染關節上的傷口
- 傷口以下的神經線、筋腱需要修補
- 某些需要專科醫生處理的傷口，例如眼瞼、嘴唇、手指等
- 傷口表皮已被磨走

急救員通常都是用不黏連敷料蓋好傷口，然後送往診所或醫院診治。

今日社會，那些自稱崇尚天然的消毒噴劑重新包裝便成為幾千元一桶的抗疫聖水，實際有效成份卻只是價值五塊港元一包的消毒藥水。不理解甚至隱瞞產品成份的商家當然有欠商業道德；同時我們也要做個精明的消費者，要有科學頭腦。

本篇參考資料：

Main R. C.（2008）. Should chlorhexidine gluconate be used in wound cleansing? *Journal of Wound Care, 17*（3）, 112–114. https://doi.org/10.12968/jowc.2008.17.3.28668

Salami, A. A., Imosemi, I. O. & Owoeye, O. O.（2006）. A comparison of the effect of chlorhexidine, tap water and normal saline on healing wounds. *International Journal of Morphology, 24*（4）, 673–676.

點解鞋墊唔 work？

有一日朋友問我關於足底筋膜炎的問題。

「哼！用愛膚堅啦！」一番調侃後，我姑且聽聽他的腳痛故事。

他說這是典型長期業餘跑手的通病，腳跟長期不適，到某天忍無可忍就跑去排街症。普通科醫生看到這類症都會說：「最佳的治療，是停止跑步。」不甘心，明明不開心，就是不甘心。腳痛之所以難耐，是因為足掌的感官，是繼手指頭、嘴唇和生殖器後最敏感的。

朋友嘗試過矽膠鞋墊、踩石春路等坊間療法都沒有用後，他的醫生介紹了他接受物理治療師打衝擊波並休息一段時間後，好像好了很多，然後又再狂野奔放地跑。可是，兩個月後，腳跟痛又復發了。

足底筋膜是甚麼（鬼）東西？

足底筋膜是一片介乎於筋腱（和腳趾屈肌有間接連繫）和韌帶之間的組織。足底筋膜之所以出問題，無不因為過分拉扯、擠壓或扭曲。但我要告訴肥人一個好消息：肥胖雖然是患上足底筋膜炎的風險因素，但不代表

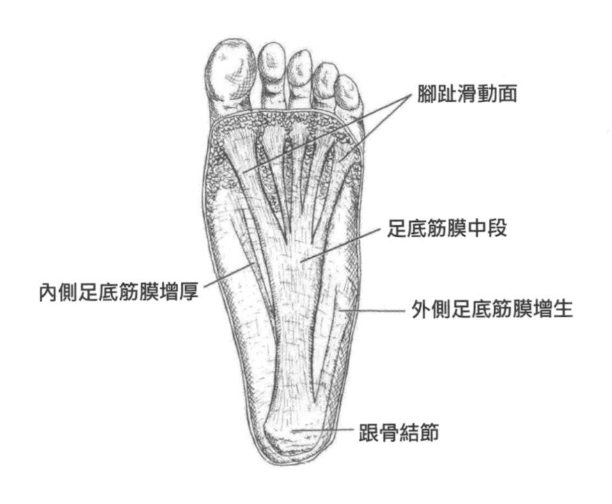

足底筋膜
（圖片來源：“PF-PlantarDesignCrop” by Kosl Gramatikoff User:Kosigrim is licensed under CC0）

肥胖人士一定患上此症。而有更直接關聯的，是走路和跑步時腳跟的撞擊力。扁平足令腳掌內側過分受壓，高足弓會將腳跟骨推向前旋令其受力不均，腳踝背屈幅度因為小腿肌肉繃緊或關節僵硬受限，更能導致足底筋膜相關症狀。站立時發現時有扁平足也不是世界末日，如果腳掌內的小肌肉、腳趾屈肌和脛後肌（tibialis posterior）有適當的彈性和肌力起動，肌肉張力仍然可以在跑步期間支撐足弓，撞擊力仍可以明顯減輕。非洲肯亞Kalenjin人天生就是跑步的料子，關鍵不在其前掌的外形有何獨特之處，而是他們前掌著地的跑姿不是我們這些凡夫俗子的小腿亞基里斯腱可以承受的撞擊力。多謝人類進／退化，我們開始穿鞋走路甚至跑步。以前人類是以自己的足底肌肉來支撐足弓，直至因為有「鞋」這件事而養懶了，以為鞋底可以卸力，怎料一步一步踩下去，同時一步一步擊中了要害，成為痛苦的開端。

如果患者本身有糖尿病等代謝疾病，也會令患上足底筋膜炎風險增加，並阻礙正常復原。

足底筋膜產生問題時，初期會有發炎症狀，到第二期痛症就會變成長期病患，筋膜的蛋白成份增生及瓦解，再進一步變成第三期細胞退化。雖然不同階段的病變都籠統稱為足底筋膜炎，但這也解釋了為甚麼有些人患病服消炎藥就有效，有些人需要用衝擊波或者中醫放血治療，將已退化的軟組織打至重新發炎，足底才有重生的機會。

因此你們應該知道為甚麼第一節物理治療需要差不多一小時，病人遲到治療師會生悶氣了嗎？

對應不同情況（或以上全部），治療師會用雞尾酒療法處理剛才提及的成因，如問醫生處方非類固醇消炎藥、超聲波治療，嚴重者需要短期使用枴杖腳托減低足底筋膜負荷等。另外，可以用按摩手法、滾筒泡沫軸、小腿肌肉的伸展和離心收縮運動紓緩足底筋膜壓力，腳踝因為舊傷有疤痕也可以用各種手法鬆動。如果是筋膜退化，也可以透過衝擊波和血小板血清注射促進新的細胞更新。不過這些都是針對筋膜本身的問題，治療長期痛症更重要的是找出導致足底筋膜炎的成因。神奇地，以上所有看似複雜的問題，原來只要選對鞋墊，就差不多可以全部解決。然而，可謂合適呢？就是需要符合以下條件：

- 後跟及內足弓下塌者需要選用硬托矯正。Vicenzino 的研究證明量身打造的鞋墊成效較明顯。基本上軟墊沒有可能改正這類問題——你見過牙醫用軟綿綿的東西箍牙嗎？

- 要將足踝活動範圍收窄，只需把腳跟墊高就可以減少腳踝關節在跑步時上屈需要的幅度，同時令負重重心向前逼。

- Hertel 和 Vicenzino 分別研究證明，近至腳底大拇趾小肌肉，遠至大腿股四頭肌到盆骨肌肉在跑步期間的活動模式都會因為穿鞋墊而有所改變。無論是因為這些肌肉不平衡所引致的膝關節外翻和內旋問題，再延伸至臀肌肌力不足引起的單腳站立不穩問題，鞋墊都有可能加以矯正和改善。

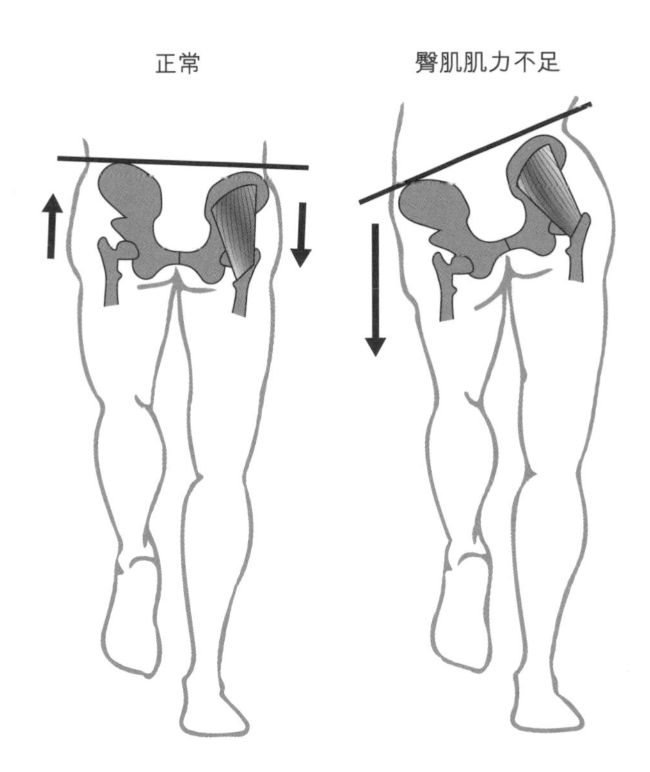

正常及臀肌肌力不足下的跑步姿勢

臀肌肌力不足

從第三點可見，鞋墊可以令核心肌群及整條下肢肌肉在跑步著地時產生變化，重複使用甚至可以形成長遠的肌肉記憶。肌肉記憶形成後，就算鞋墊因為磨損而破掉，肌肉記憶所形成的著地模式也不會容易被改變。

若果是因為肌肉控制協調出問題，鞋墊就像配近視眼鏡一樣，成為花錢沒壞的新方便。除了購買鞋墊外，這類病人也需要透過特定肌肉練習矯正問題，但慣走捷徑的香港人當然會不加理會，始終認為可以用錢解決的問題，就不是問題……

另一方面，也有些人覺得，若果可以透過改善肌肉狀況就能矯正及改善問題，那麼就應該好好鍛鍊自己的肌肉。例如*Born to Run*（中譯：《天生就會跑》）的作者 Christopher McDougall 就開始反璞歸真玩赤足跑。原理是利用少了鞋底的緩衝跑步，令身體自然地改變肌肉控制，適應地下的反作用力，除了腳掌和小腿，股四頭肌、大腿後膕繩肌、臀肌甚至核心肌群都會在跑步期間提供離心收縮和避震，跑姿也隨之改善。

「白飯魚」教授張子熙早前公布他們和哈佛醫學院的研究，證明仿赤足跑步鍛鍊的確可以增加足底肌肉體積，女士不用擔心小腿變粗，因為增生主要在足部的前屈肌和足底肌肉，換句話説，身體只會因為赤足跑而長了雙天然的鞋墊。

用數千元買對鞋墊，即時見效；還是買對港幣二十五元的白飯魚，不過要適應再訓練，動輒最少花上三數個月？以前當治療師的我總有點無謂的堅持，覺得病人要為自己的長遠利益著想，一定建議他們選擇後者。

現在？「你開心就好。」

本篇參考資料：

Cheung, R. T., Wong, R. Y., Chung, T. K., Choi, R. T., Leung, W. W., & Shek, D. H.（2017）. Relationship between foot strike pattern, running speed, and footwear conditions in recreational distance runners. *Sports Biomechanics, 16*（2）, 238–247. https://doi.org/10.1080/14763141.2016.1226381

Hertel, J., Sloss, B. R., & Earl, J. E. (2005). Effect of foot orthotics on quadriceps and gluteus medius electromyographic activity during selected exercises. *Archives of physical medicine and rehabilitation, 86*（1）, 26–30. https://doi.org/10.1016/j.apmr.2004.03.029

Vicenzino, B.（2004）. Foot orthotics in the treatment of lower limb conditions: a musculoskeletal physiotherapy perspective. *Manual Therapy, 9*（4）, 185–196. https://doi.org/10.1016/j.math.2004.08.003

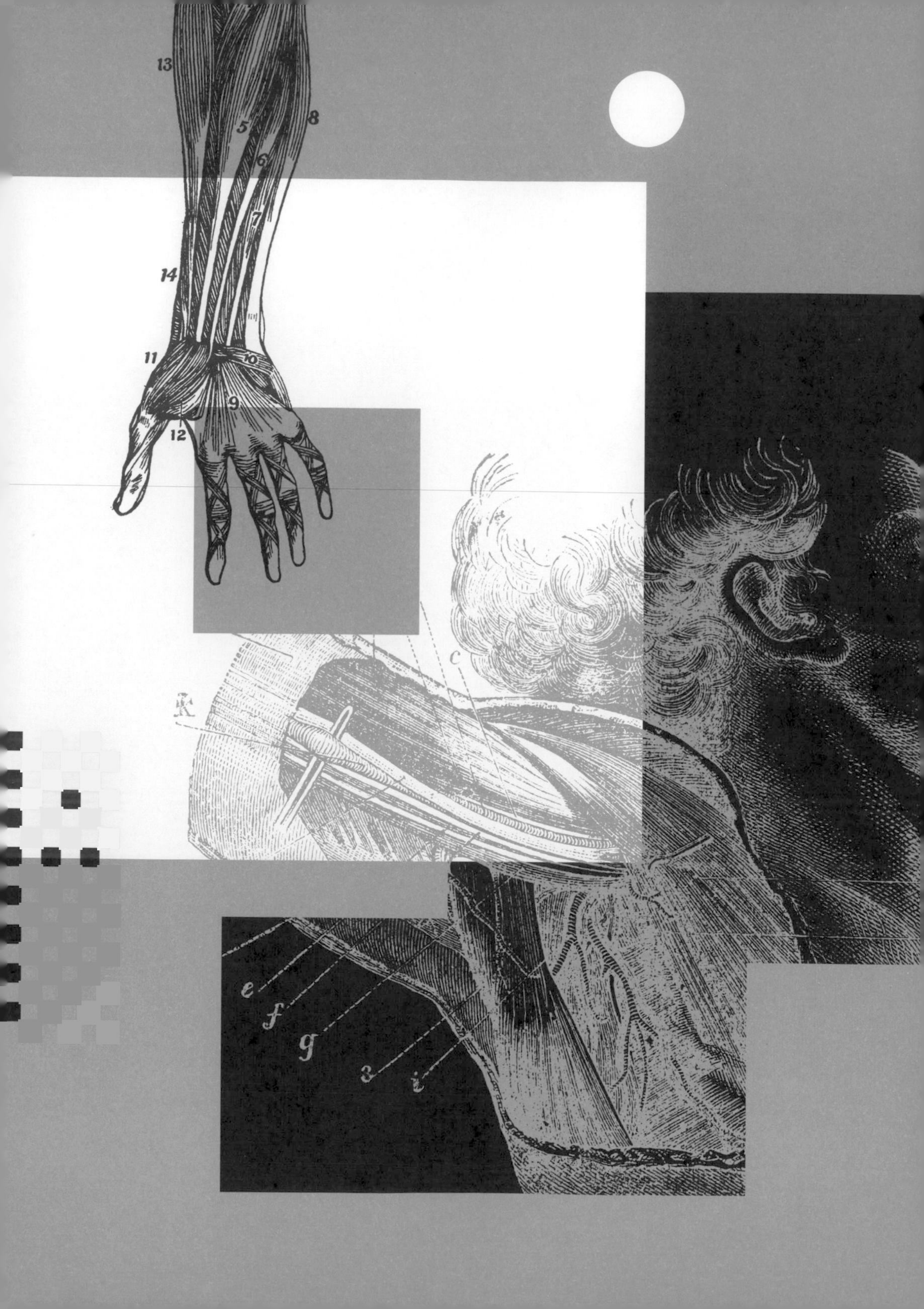
13
8
5
6
7
14
11
10
9
12
c
e
f
g
i

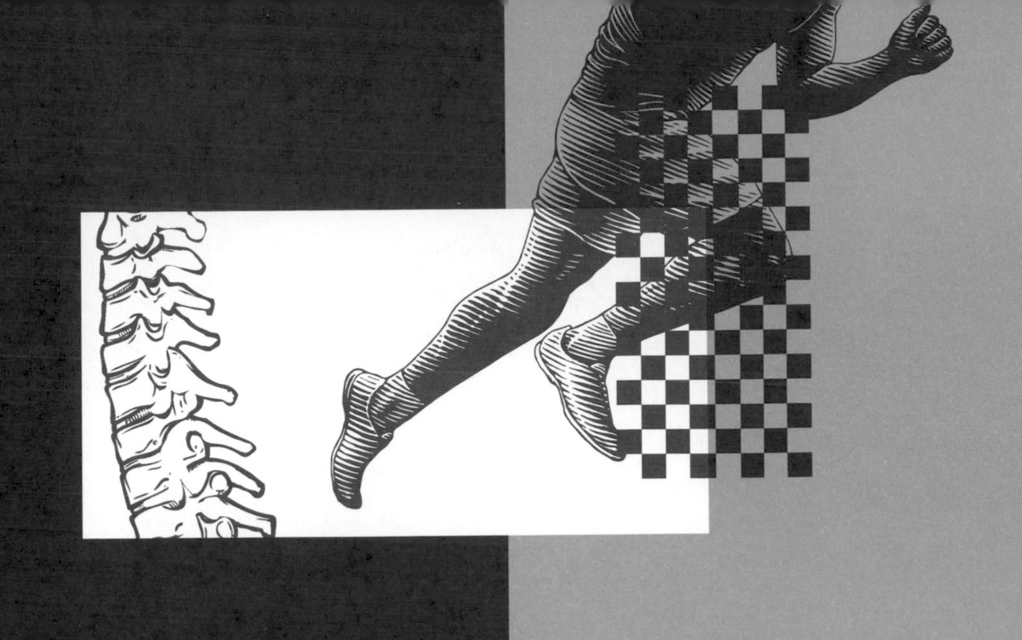

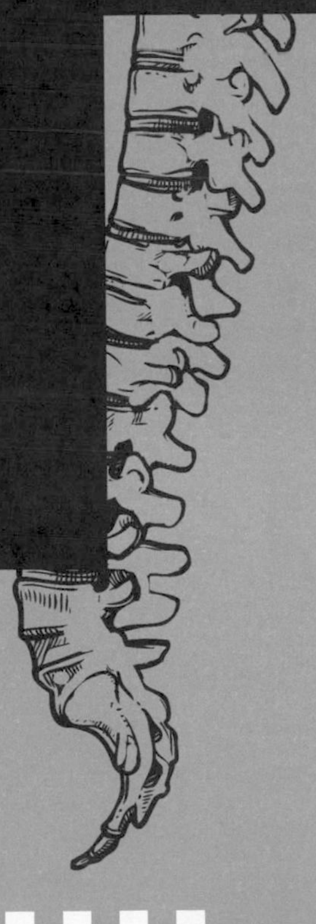

第三章

體壇上的人與事

跪血路返終點不可怕，骨折的原因更可怕

之前在日本駅伝（驛站接力賽）的報道中，驚見女跑手飯田怜在到達接力區前二百米時，據稱因為和其他選手碰撞導致左腿脛骨骨折，為了完成比賽，飯田用跪爬方式爬到終點，賽道也留下她爬行的血痕。

有些觀眾覺得場面很熱血，另一邊廂有人覺得「留得青山在，哪怕無柴燒」，用自己安全和健康來表現體育精神是不值得稱頌。裁判被批評反應太慢，明知選手受傷仍然堅持要等醫生指示才停止比賽，長跑裁判明顯比撞擊性運動裁判有較低的警覺性，未能專業地判斷運動員在甚麼情況下不適合作賽。

長跑也會骨折？

除了裁判的專業問題外，另一個多人關注的話題是：長跑不是撞擊性運動，為何運動員會如此輕易骨折？

長跑比賽，強如世界紀錄保持者 Eliud Kipchoge 都只是約時速 20.65 公里，以一般專業訓練的配速向跑手衝過去的碰撞力其實很難會造成骨

折。有些練過跑的，認為這是疲勞性骨折，但根據現時公開的資料已足夠否定疲勞性骨折的可能性，原因如下：

- 跑手疲勞性骨折通常是雙腿同時發作，極少單腳「中招」。
- 飯田送院後需要動手術固定骨折，表示這個案有脛骨移位狀況。疲勞性骨折通常都沒有移位，治療只需休息，無需動手術或打石膏。

因此推斷，飯田很可能患上「女運動員三聯症」。如此輕輕一碰已經造成骨折，明顯本身早有骨質疏鬆問題；女子運動員若有骨質疏鬆，多數會連帶荷爾蒙和飲食失調，稱為三聯症。

長期維持高強度訓練的女子運動員與一般女性相比，她們月經週期的黃體期會較短。一般健康女性的黃體期大約維持十四天，女子運動員則可能縮減至只有十天。黃體期是指女性排卵到月經來潮之間，子宮內膜加厚準備受精卵著床的生理週期。期間，女性的黃體素和雌激素會處於高水平。雖然現時未有證據證實黃體期縮短和月經週期紊亂或停經有關係，但可以肯定的是，黃體期縮短可以造成不育、習慣性流產和加快骨質流失，由每年2%到4%不等。

一般來説，女子運動員停經和週期紊亂大多與身體的「負能量」有關。所謂「負能量」是指身體攝入的熱量比訓練輸出的能量少。不少女運動員原本希望借「負能量」的訓練計劃來減輕體重，加強競技場上的競爭力，可惜身體的回應是，只將僅餘的能量留給最能維持生命的功能。結果體脂真的減少了，但同時身體的荷爾蒙分泌也因應營養攝取量減少而出現失調，導致生理週期紊亂、骨質流失。自1980年代起，科學家已發現女子精英運動員停經可以導致骨質密度偏低。科學家在後來的血液研究中也發現，她們血液中的雌二醇（estradiol）水平偏低，和更年期婦女的狀況類同。雌二醇是身體裡面最主要的雌激素，在發育期間主要負責刺激骨頭兩端的生長面板好好關上。同時雌二醇會刺激破骨細胞生長，而破骨細胞會同時吞噬外層的皮質骨及內層的海綿骨，令骨質減少。雌二醇亦會影響骨髓細胞中的IL-6細胞因子，但暫時仍然未知這是直接關係還是間接從破骨細胞在骨骼細胞產生結合後所帶來的影響。雖然運動訓練可以透過加重刺激骨質增生，增強骨頭的負荷能力，但因為日常攝入的卡路里不足，造骨細胞也無用武之地。加上營養不良影響生長激素及瘦蛋白水平，令破骨速度比造骨速度快。

女運動員的身不由己

女運動員的成長階段中，身體營養的攝取不像其他女孩般自由，她們要選擇身體有限的能量攝取應貢獻給訓練，還是要發育。正值運動發展高峰期之運動員，不論是教練還是運動員本人往往覺得自己吃得太多，長得太胖。久而久之的厭食行為，引致雌激素和黃體酮水平沒達標，初經遲遲也沒有來臨。不過她們並不關心此問題，很多女運動員都不喜歡這些荷爾蒙轉變，因為荷爾蒙轉變會令她們怎樣節食還是會長胖。同時，初經遲來，生長荷爾蒙就可以維持高增長，對她們來説，可以有更多時間令自己長得更高，在競賽項目裡有更大優勢，可是同時骨質密度也會相對降低。至於結婚生小孩的問題，更加不是她們當刻會關心的課題，所以就算經期來臨由一般女生每月一次變成三個月一次，甚至一年一遇，她們都毫不在意，只希望最好不要在比賽期間有紅潮，否則她們會找醫生開避孕藥或打荷爾蒙針改變來潮的日子。

更甚的是，到這一刻她們還有認為自己太胖要節食的病態想法。

她們就是要完成賽事不顧後果，就像飯田一樣只為衝線不顧小腿已經骨折，不顧手腳已經擦損拖出一條血路，也不顧及將來長大後有可能沒辦法生孩子和提早出現更年期症狀。有些女運動員退役後即時放縱暴食，將自己像氣球般泵脹；但更多的是，就算如何補償自己早年勒住的食量都已經太遲，肌肉和骨質密度再無法回復到健康水平。此外，年青時服食過量避孕藥，也容易患上乳癌和子宮頸癌。

有日本婦科醫師也提出同樣的質疑，認為飯田怜事件背後更需要社會關注的是，教練團似乎忽略了這些會影響女跑手終身幸福的問題——究竟日本有幾多女跑手因為要贏駅伝而這樣賠上自己的健康？

其實治療她們的方法有很多，可以是補充荷爾蒙、服食骨質疏鬆藥，甚至是處理和厭食症有關的抗抑鬱焦慮的精神科藥物。醫師處方藥物容易，訓練或許也可以繼續硬撐下去，但隨後運動員繼續比賽時，要簽一大堆反禁藥組織要求提交的藥用豁免證明，有時連賽會都懷疑運動員的身體狀況是否適合比賽。加上運動員和教練從沒想過要放過自己，本來將訓練強度調低一點，飯餐吃飽一點就能解決的問題，卻偏偏要用如此昂貴和複雜的辦法解決。為甚麼？無他，因為成功的教練世世代代都是這樣教，運動員只好硬著頭皮做；朋輩間的競爭，除了是遴選表現，就是要看誰的體重比較輕，盤子端著的菜可以勺多少——米飯已經早被教練列入黑名單了。反抗？她們會被認為沒有訓練紀律，有成績也會選不上，又何來機會跑駅伝？

由此可見，這些事似乎比裁判如何不專業更加重要。

本篇參考資料：

Bennell, K., & Allene, J.（2011）. Women and Activity-Related Issues Across the Lifespan. *Clinical Sports Medicine*（*3rd Ed.*）（pp. 749–772）.

Väänänen, H.K., Härkönen, P. L.,（1996）. Estrogen and bone metabolism. *Maturitas, 23 Suppl*, S65-S69. doi: 10.1016/0378-5122（96）01015-8. PMID: 8865143.

有心臟病等於不能跑步？

年輕男跑手可以在毫無徵兆之下猝逝。今日在香港看醫生，醫生一聽到你有心臟病病史，便會立即勸戒你「不要做劇烈運動」。

事實又是否如此？那我要介紹高鴻發伯伯給你認識。

1932 年生，經歷過二戰侵略新加坡的日子，但他沒有受過強制國民服役的洗禮。他在重光後主要從事建築工程。六十二歲那年，他和太太在上海旅行時，太太突然中風，高伯伯一邊繼續工作一邊照顧太太。在他七十歲那年，他自己也倒下了，也是在毫無徵兆之下被診斷患上心肌梗塞，在醫院躺上八天。病發前他身體一直十分健康，到病發才急急在心臟科做了「通波仔」手術。根據醫院的心臟復康流程，他要先在病房自由走動而沒有發現心跳飆升或出現心律不正，完成這一般程序七天後才可以出院。出院後他還要接受約十二星期的第二期心臟復康──在心電圖、血壓檢測下，能應付在屋邨內走動的路程，大約每小時六至七公里的時速，走半個小時就可以「畢業」；而需要繼續檢測的病人，則轉介到國家心臟專科學院進行第三期及第四期的復康。

奇怪的事情發生了。醫院的設計，是將心臟復康和運動物理治療的健身室放在相鄰。所以，伯伯一邊接駁著心電圖在跑步機蹣跚前進，一邊會看見那些腳痛但又要跑步的阿兵哥在旁邊的跑步機馳騁。

就是這樣一幅奇怪的畫面，驅使他在某次覆診時問醫生：「我可不可以跑馬拉松？」伯伯病發前從沒跑步的習慣，這時忽然提起要跑馬拉松，「正常」的醫生通常都會力勸伯伯不要玩命。

心臟病復康者重投運動，為何不可？

但出乎意料的是，醫生突然吐出一句：「為何不可？」

在開始心臟復康之先，專科醫生會監察患者的跑步機 12 引線心電圖。心電圖能顯示患者可以輸出最大運動量的最高心率，作日後計算運動處方的目標心率，也可以監察患者運動期間有沒有任何關於心臟的異常狀況。

運動期間，初期心臟有異常時都沒有病徵，到發現病徵時已經恨錯難返，所以物理治療門診裡進行復健的患者通常要戴上無線電 5 引線心電圖監察。要準確地檢查心率，傳統 12 引線心電圖一定是最準確的，但 12 引線心律需要在手腳放上引線，會影響患者活動，而且各種復康運動所產生的震動也容易讓心電圖產生人工假象。雖然市面上有設計更簡單的 3 引線心電檢測裝置，但因為其偵測心肌梗塞的 ST 波段沒有比 5 引線的準確，所以心臟復康運動期間佩戴 5 引線心電偵測幾乎是金科玉律。所有第二期和某些第三期的復康患者更要在跑步機上由治療師為他們量度心跳。早期因為一般電子血壓計不能為正在運動的病患量度血壓，復康患者在跑步機上馳騁時要戴上血壓計的手袖，治療師再把聽筒插進他們手袖裡，用手將壓力泵高，在手袖洩氣的瞬間分辨出聲音是聽筒傳來的脈搏，還是他們踩上跑步機上的腳步聲。

一直到伯伯出院也是用同一個方法心臟監察，直至無線電心電圖沒法跟著伯伯跑上公路為止。那時，伯伯繼續帶著物理治療師推薦的心跳紀錄儀（以 2002 年當時的科技，一隻有這樣功能的胸帶加手錶並不便宜），然後慢慢加速，加路程，加步幅。他的配速愈來愈快，並堅持將心率維持在專科醫生和治療師建議的安全範圍內，為的就是不想家人擔心。一年後，他亮相新加坡渣打馬拉松，時間 6:23'59"。那年，他七十一歲。

隨後，他上癮了，開始到世界各地參與全馬賽事，還愈跑愈快。高峰時他更得到波士頓馬拉松七十五至七十九歲組別參賽資格，時間是 5:13'03"。

由當初不想成為家人的負累，到現在他已是新加坡跑界家傳戶曉的名人。心臟病和馬拉松，改寫了他的退休生活。

曾經有記者在訪談中問到他有甚麼訓練心得，發現他對跑步傷患有特別的看法。由於他不是要用比賽獎金和贊助糊口，所以對他來說，根本不用跟從訓練流程衝衝衝，更不用強迫自己訓練至勞損。這就是他的跑步哲學，馬拉松嘛，跑不了今年，總有下一年的。難怪他長跑長有。物理治療診所紀錄裡，他好像從來沒有因為腳痛前來求診。

這個故事告訴大家，物理治療和康復，不應該將它一塊塊砍開，以為能令病患應付日常生活便是功德圓滿。運動物理治療對病患的康復目標，除了要在體能上達到發病前水平，更要讓病人看到康復後體能可以超越發病前的各種可能性；另外，在攀登高峰的過程中，專業人員的一句説話，足以影響病人以後十多二十年的光景。

香港也有名人在心肌梗塞後繼續投入運動的例子，「薯片叔叔」曾俊華一直是喇沙書院的劍擊教練，好幾年前他病發接受「通波仔」後，休息一個星期便出院，更在第二天已經看見他在劍館教個人課了。

所以説，誰在養生，誰在玩命？

本篇參考資料：

The American Association of Cardiovascular and Pulmonary Rehabilitation（AACVPR）(Ed.）.（2004）. *Guidelines for cardiac rehabilitation and secondary prevention programs*. Human Kinetics.

American College of Sports Medicine.（2006）. *ACSM's Guidelines for Exercise Testing and Prescription（7th Ed.）*. Lippincott Williams & Wilkins.

Holviala, J., Häkkinen, A., Karavirta, L., Nyman, K., Izquierdo, M., Gorostiaga, E., Avela, J., Korhonen, J., Knuutila, V. P., Kraemer, W. J., & Häkkinen, K.（2010）. Effects of combined strength and endurance training on treadmill load carrying walking performance in aging men. *Journal of Strength and Conditioning Research, 24*（6）, 1584–1595. https://doi.org/10.1519/JSC.0b013e3181dba178

Karavirta, L., Häkkinen, K., Kauhanen, A., Arija-Blázquez, A., Sillanpää, E., Rinkinen, N., & Häkkinen, A.（2011）. Individual Responses to Combined Endurance and Strength Training in older adults. *Medicine and Science in Sports and Exercise, 43*（3）, 484–490. doi: 10.1249/MSS.0b013e3181f1bf0d.

Karavirta, L., Tulppo, M. P., Laaksonen, D. E., Nyman, K., Laukanen, R. T., Kinnunen, H., Häkkinen, A., & Häkkinen, K.（2009）. Heart Rate Dynamics after Combined Endurance and Strength Training in Older Men. *Medicine and science in sports and exercise, 41*（7）, 1436–1443. doi: 10.1249/MSS.0b013e3181994a91

Wilson, M., O' Hanlon, R., Basavarajaiah, S., George, K., Green, D., Ainslie, P., Sharma, S., Prasad, S., Murrell, C., Thijssen, D., Nevill, A., & Whyte, G.（2010）. Cardiovascular function and the veteran athlete. *European Journal of Applied Physiology, 110*（3）, 459–478. doi: 10.1007/s00421-010-1534-3

籃球界「麻煩友」

2014年選秀，Isaiah Austin一直期望可以成為NBA的高中狀元。排在前列位置的他，除了要在球探前展現渾身解數外，為了令簽約程序可以順利進行，球會醫生會同時為他進行體檢。

他七呎一吋高，雙臂張開比身高還要長，是打籃球的完美身段。但到了醫生檢查Isaiah視力的時候，卻發現他有點斜視——他的右眼已經差不多接近完全失明了。

「是視網膜脫落。」他十四歲時和朋友打棒球，朋友誤投的球撞到他的眼窩，視網膜應聲脫落。醫生動了四次手術後，視網膜是補完了，但視力沒有因此完全恢復。到Isaiah升上高中打籃球時，他要重新學習用一隻眼感受隊友和對手的距離，用一隻眼瞄準、射球。到選秀時，他已經做到百發百中。「我沒有跟高中的隊友講過，只有教練知道我眼睛的情況。」

馬凡氏綜合症

體檢醫生再將他的手腳作活動幅度測試，發現他的手腳關節都有鬆脫現象，隨手可以扳斷。醫生問：「你的家庭醫生有沒有懷疑過你有『馬凡氏綜合症』(Marfan syndrome)?」

「好像小時候有醫生懷疑過，但隔一年的體檢後就不了了之。」

馬凡氏綜合症是一個和基因突變有關的病症，引致 fibrillin 1 蛋白減少、TGF- β 蛋白增加，導致全身軟組織的柔韌度過分增加。所以 Isaiah 的手腳可以超越正常生理幅度，甚至容易脱臼，連結視網膜的結締組織也因為柔韌度增加了，所以容易因輕微撞擊而撕裂。綜合症的另一症狀是特長身高，令 Isaiah 在籃球界有絕對優勢，但同時又帶來了扁平足的煩惱。可是，在美國籃球 NBA 這個可以「燒銀紙」的瘋狂世界，要量身訂造一雙適合扁平足的球鞋，再量產出去，從來都不是問題。

醫生為 Isaiah 抽血檢驗作基因圖譜，結果確診他有馬凡氏綜合症。啊，我説漏了馬凡氏綜合症最嚴重的症狀，就是和心臟相關的軟組織都會變得鬆弛，常見有心臟二尖瓣鬆弛導致血液倒流，又或者人體內最大的主動脈(aorta)出現血管瘤，只要稍有輕微碰撞，血管瘤爆裂，Isaiah 就會當場一命嗚呼。

NBA 徵詢了美國馬凡氏綜合症基金會的意見，決定 Isaiah 不能通過體檢。根據臨床指引，有此病症的「病人」雖然可以做中等強度運動，但不建議劇烈運動，最後這個被稱為籃球界最高殿堂的 NBA 惟有決定拒 Isaiah 於門外。以他的身體狀況來説，肯定不會有醫療保險公司接受投保，NBA 賽會也承擔不起他倒在鏡頭前，球迷甚至全球會有甚麼反應和情緒，會否在一夜之間拖垮 NBA 辛苦建立的健康正面形象?即使只有千萬分之一的機率，賽會也不敢冒這個風險。

NBA 總裁 Adam Silver 知道 Isaiah 的故事後，雖然同意球會不應開出合約，但同時認為不能抹殺這小子多年來為籃球付出的努力。Silver 召喚了 Isaiah 到選秀大會，象徵式給了他和球隊簽約、在台上走貓步的機會，這是 Silver 唯一可以為他做的事。台上的擁抱令 Isaiah 百感交集和迷失，他不知道該如何繼續追逐這個已碎滿一地的籃球夢。

Isaiah 和母親奔走多家遺傳病專家中心，多位醫師都沒法給他們一個滿意的答案。他後來找到史丹福大學的梁大偉教授（音譯），梁教授邀請他到診所做一連串測試，包括心電圖和超聲波檢測。

「醫生，如果打不到籃球，我的人生就毫無意義了。」梁教授明白，在美國，Isaiah 可否在 NBA 出賽，已經是非黑即白的問題。但緊緊追踪了他一年來的狀況後，梁教授認為 Isaiah 雖然心臟和大動脈都無異樣，但不變的基因圖譜仍然是個危險的計時炸彈。

Isaiah 隨後有一年半時間沒有碰過籃球，也沒有打聽任何有關於籃球的消息。他在選秀前一年得到大學獎學金，球員通常唸完第一年後就會輟學進入 NBA 殿堂；大學都有同樣預算，但知道他選秀失敗後，也讓他繼續學業，拿著學歷的保障最少生活不成問題。

但每當 Isaiah 一拿起籃球，他整個人就像著了魔。「人生沒有籃球，我真的比死更難受。」

轉戰外國球會，簽生死狀出賽

梁教授終於在 2016 年出信證明他適合參與高水平比賽。「以身體狀況來說，Isaiah 有基因突變，風險一直都沒變過；但若果醫生們一直不讓他出賽，那麼誰來管他的生活質素和精神健康呢？」梁教授帶著他到 NBA 的指定心臟專科醫生會診，以為有最後一絲希望，但駱駝上最後一根稻草都被專科醫生壓毀了。

不過，另一邊廂，開始有外國頂級聯賽球會接觸他。他決定出走，簽約塞爾維亞球會 FMP，及後他轉到中國大陸和台灣，執筆時正效力 CBA 球隊南京同曦大聖。

Isaiah 獨在異鄉，女友和兒子都不在身旁。一句普通話都不會説，三餐都由球會和隊友幫忙，住在四五星級但抽風系統糟糕得仍聞到煙味的酒店房間裡，靠著和家人、兒子的視像通話和翻牆才可以打的手機遊戲過日子。

「你這樣快樂嗎？」

「快樂，至少我有個屬於自己的舞台，可以給我一場攻入三十五分的快感，這肯定比我待在美國的家裡酗酒濫藥嗑大麻的人生有意義得多。」哭過、鬧過，在美國可能會死；在中國，孟姜女可以哭崩長城。

Isaiah 在中國打球的風險根本沒有減少過，每一次轉會都要提交生死狀。前明尼蘇達木狼球員，現效力天津榮鋼金獅的 Cole Aldrich 向《運動畫報》（*Sports Illustrated*）表示，在 CBA 打球，身體碰撞比在 NBA 還要多。因為外國人身形普遍都比本地球員魁梧，外援自然會被對手狙擊。

那豈不是更容易被對手撞至大動脈撕裂嗎？

簽了生死狀，CBA 似乎不管如果他有朝一日倒臥在球場上，會對球員、觀眾和社會造成多大衝擊，反而更似在隱約證明 CBA 在球員選秀承受的風險可以超英趕美。但至少，Isaiah 和家人都同意，他死在球場上比死在白蘭地和海洛英之中更能彰顯他生命的價值；而他，亦早已有心理準備付上這樣的代價。

在診症室裡，我也曾向排球小百合分享這個個案。她身高差不多一米九，因為多次膝蓋脱臼求診，令我不得不懷疑她也有馬凡氏綜合症。

「對，每年體檢醫生都問同一條問題，最後抽血驗了基因，確定沒有這個問題……

「只是，我的前男友卻因為這個病過世了。」小百合是來自中國內地的新移民，前男友也打高水平排球。雖然沒有抽血檢驗，但他心裡也有數。某天比賽期間，剛剛遇上巧合，心臟二尖瓣倒流，就在手術台上走了。另外有三兩宗也是在中國排球圈出現的死亡個案，就算在中國，這些體檢也不可以掉以輕心。Isaiah 的個案，似乎是事不關己，己不勞心。

「他的母親，也因為他的過世而患上重度抑鬱，自殺走了。」雖然小百合平淡的腔調似在訴説別人的故事，彷彿這個人已經和自己的生命再無任何關係。然而，她幽幽的眼神告訴我們，前男友的死，已深深在她的生命劃上一道永不磨滅的疤痕。

跨欄界的江湖大嫂

在黑人主導的田徑跨欄項目中，只要是非黑人而又有成績的都特別惹人注目。男的要數劉翔，女的就要講 Sally Pearson。

Sally Pearson 出身於澳洲黃金海岸一個單親家庭，她應該從沒想過自己長大後會是三屆世界冠軍、兩屆英聯邦冠軍和奧運金牌得主。澳洲政府頒給她荷蘭水蓋，廣告代言不絕，運動醫學教科書都找她拍封面，早早已名成利就。到 2018 年在自家門口舉辦的英聯邦運動會，她是聖火傳遞的最後一棒、開幕禮的主禮嘉賓，全澳洲都期待她在家鄉發光發熱，誰想到她在開幕禮成後十二小時內召開記者會，宣布退出比賽。

早一個月前她已經聲稱因要養傷退出 4 X100 米的賽事，觀眾萬萬估不到辛辛苦苦排隊購票最後只看到奧運冠軍向隊友遞水。事件對社會的衝擊不亞於「欄王」劉翔當年決定不跑北京奧運、「滑冰王子」羽生結弦在平昌冬奧宣布因腳踝傷患放棄衛冕，多教人失望。

阿基里斯腱炎症

她和劉翔一樣，自 2015 年起患上後跟阿基里斯腱炎症，病情一直反反覆覆，好的時候，無礙她在2017年捲土重來再當世界冠軍，可惜，這次偏偏在開幕禮前三天練習時發作，令她錯失在家鄉爭取英聯邦三連冠的機會。

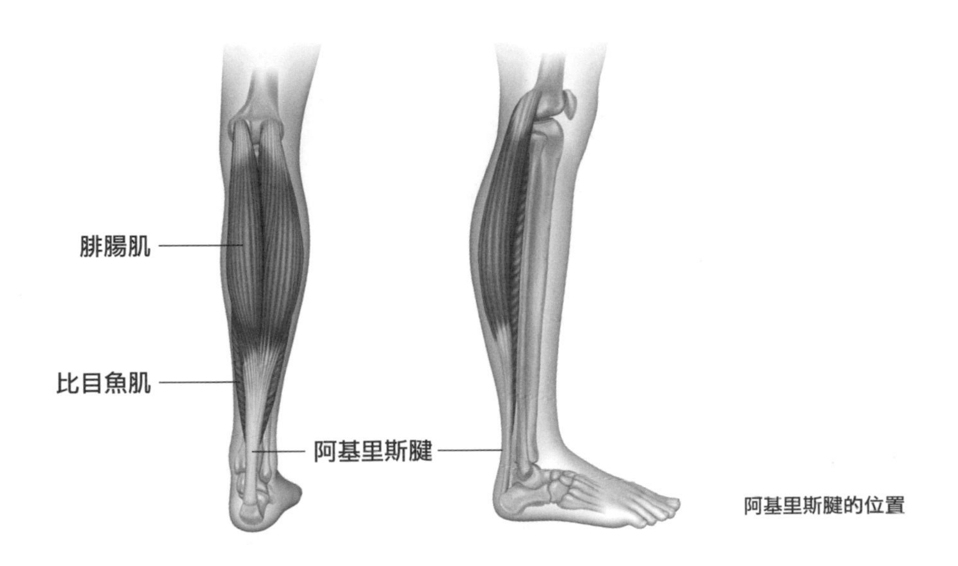

阿基里斯腱的位置

阿基里斯腱是連接小腿腓腸肌及比目魚肌到後腳跟的筋腱。健康的筋腱可以透過吸收足夠的營養和適量的負荷令其更堅韌，在變得強壯的肌肉毗鄰茁壯成長，就像彈簧一樣，將肌肉收縮的動力儲存，再快速傳到腳踝進行急速的轉向及跳躍動作；凌空後用腳掌著地時和肌肉的離心收縮產生避震作用。但若果負荷超過筋腱的承受能力，就會形成筋腱反應（reactive tendinopathy）。有科學家爭議這些未必是發炎反應。根據實驗室模擬筋腱受壓的實驗，發現筋腱出現腫脹的原因不一定是由發炎所產生的大量不同種類的白血球、血小板和神經傳導體所致，而是因為當中粒子較大的蛋白多醣（proteoglycans）吸收了大量的修補物質和水分積聚在受壓位置而導致腫脹。如果筋腱有足夠的恢復時間，筋腱會向上適應，藉著增加了的口徑和韌度去應付更大的運動量，痛楚繼而慢慢消失。在這階段，一般影像診斷不會顯示有異常狀況。

但如果筋腱在運動量過大及產生反應後仍繼續超負荷的運動量，筋腱就會出現失修（dysrepair）問題。蛋白多醣顯著增加，細胞矩陣會瓦解，令蛋白多醣和肌纖維母細胞（myofibroblast）進入受傷位置進行修補。這時候用可以顯示血流量的都卜勒超聲波掃描的話，就會顯影出增生的微絲血管。在這階段，筋腱已經明顯變粗，觸診已經令患者痛不欲生。

筋腱到了這個階段仍沒有妥善處理的話，筋腱就會退化。舊有的筋腱細胞被蠶食，筋腱只剩空殼；當微絲血管霸佔整個位置，筋腱就會失去應有的韌性，結果當患者繼續承受同樣的高能量負荷時，就會有撕裂的風險。

中國「欄王」劉翔在 2008 年奧運也因為同一傷患退賽，到 2012 年奧運初賽更在全球數以億計的現場及直播觀眾見證下當場撕裂，可見這傷患對短跑運動員的事業有多大影響。

筋腱的發展和青春期的荷爾蒙水平息息相關，科學家發現，當運動員完成了青春期的生理發展，之後筋腱如果再因受傷而出現結構性轉變，便沒有任何治療法可以逆轉。筋腱本身沒有感覺神經，科學家暫時只能肯定痛楚與微絲血管增生或結構性失修退化無關，因為微絲血管根本沒有連接感覺神經末梢。而現時的理論主要傾向是因為筋腱周邊的筋膜、筋腱和肌肉中間的高基氏伸張感受器（Golgi tendon organ）受到刺激而發出痛楚的訊號。可以肯定的是，現時關於筋腱問題的被動治療，包括體外衝擊波（台譯體外震波）、自體血小板血清注射（PRP）、類固醇注射、三硝酸甘油藥貼、雷射及超聲波治療都只能從止痛著手，沒辦法處理筋腱失去運動所需回彈力的問題。更危險的是，上述治療會令患者失去痛症提醒，換言之運動員患者容易因為「不痛」而將訓練量持續增加，到他們發現不妥時筋腱可能已經撕裂，需要動手術修補。

四個階段的康復治療

阿基里斯腱的筋腱問題要分三種情況來處理：一、中間部分和回彈力相關的痛症；二、接骨點筋腱受到擠壓的痛症；三、和筋腱磨擦的軟組織損傷。近年的臨床研究顯示，完全休息會加速筋腱退化，幸好現時已經有臨床指引，明確指示患者分四個階段進行康復治療：

第一期：病發初期，病患可以透過一系列的等長肌肉收縮訓練，例如定點提踵（isometric calf raise），增加筋腱回彈力之餘又可以止痛。在這階段，治療運動主要只針對筋腱中段負責儲存動能部分的結構恢復和止痛功用，活動幅度也不能到盡頭，以免對接骨點構成任何不必要壓力。正常在當節運動治療過後，同樣動作引起的痛楚應該會明顯減少。若果沒有達到理想效果，治療師需要再調節運動量。

第二期：大重量肌力訓練，由自身體重再加上啞鈴或槓鈴做提踵動作。運動幅度仍然要避免接骨點上的擠壓，運動內容設計也要考慮到動作功能上所有動力鏈的肌力訓練。對於阿基里斯腱問題，治療師會同時處理大腿和腰臀相關的肌力和神經肌肉控制等成因。

第三期：可以逐漸增加接骨點的壓力，肌力訓練動作要加快，幅度也要接近臨界點，動作要以離心動作為主，例如在梯級上半站，用體重將腳跟壓低於梯級水平。肌肉一邊收縮一邊拉長的動作，讓筋腱有漸進式的適應，但仍然要禁止需要筋腱快速吸收動能再釋放的動作，例如跳躍。

第四期：逐漸恢復運動專項所需要的動作，和專項教練緊密合作制訂復操路線圖。

所有治療運動過後要觀察症狀有沒有在二十四小時內惡化。筋腱在運動過後的反應相對較慢，一般都不建議每天做運動，讓身體有空間將反應慢慢展現出來，確保症狀沒有惡化才進入下一個康復階段。鞋墊、貼布、電療、腳托等治療方法可以在醫護人員的專業決定下輔以進行，但主軸必須是以上四個階段循序漸進的運動計劃（不論患者是哪個專項，他們頭三個階段的復康治療都幾乎一樣，第四階段是專項訓練，需要和運動員和教練量身訂做）。

說回 Sally Pearson 退賽一事，沒有留意田徑新聞的觀眾可能會覺得晴天霹靂，但其實她退賽的決定是有跡可尋的，事情要追溯到往事的教訓。

緊持保密，傷患未有妥善處理

Sally Pearson 在 2008 年北京奧運贏得一枚銀牌，當觀眾評論都認為她必定會在 2009 年世界錦標賽取得佳績時，她卻只在決賽中得到第五名。在賽後記者會中，她才透露是次是負著腰傷上陣所以影響成績，不過這都被輿論批評成利用傷患掩飾表現失準的藉口。

自此，凡是大比賽前發生的傷患，她都要求主診醫生、治療師緊守保密協議，到賽後也不能向傳媒透露半點風聲。這一招看來也挺管用，例如她在 2014 年格拉斯哥英聯邦運動會前夕拉傷後腿膕繩肌後，仍然能透過改變訓練策略贏得賽事金牌，事後才有傳媒揭發她賽前的傷勢。

為了避免更多人知道傷患細節而影響備戰心態，她對長期病患一直守口如瓶。久病未癒的話，醫生一般都會建議病人最好嘗試找另一位醫生徵詢第二意見（second opinion），但她太堅持這種保密方式，保密到近年連自己合作多年的教練都解僱了，由自己編寫訓練章程。

然後，大家應該會記起她早前在布里斯班預賽選擇退出 100 米欄而繼續 4X100 米接力比賽的奇怪部署。

紙始終包不住火。

玩命的劉翔，兩次都選擇了踢著糜爛不堪的筋腱站在起跑線，結果導致 2008 年和 2012 年奧運被擔架抬離場的結局，觀眾仍然歷歷在目。

今次 Sally Pearson 選擇了要圓自己缺失的奧運夢而放棄在自家門口贏金牌的機會。可惜在 2016 年，她又撕裂了大腿後膕繩肌。這傷患除了曾經差點砸掉她 2014 年英聯邦運動會之路，逼著她退出 2015 年世界錦標賽外，今次也令她無奈缺席里約奧運。

運動員面對傷患，總存在著不同持份者的敵我矛盾。賽會當然認為愈早知道嚴重程度愈好，早點知道運動員趕不及復出，那麼他們便可以盡快安排下一位有能之士踏上起跑線；達了標的運動員，則想拖到最後一刻，得到可以入住選手村的機會。有些運動員甚至有點自私地想，情願自己臨陣退縮，也不想將機會讓予一直在隊中鬥得你死我活的隊友，給他們機會踩過自己頭，佔了那原本屬於自己的參賽資格。

就算是同一種傷患，不同項目需要的復出條件都不一樣；以短跑運動員為例，大家以為有兩條腿跑步就可以進行所有訓練，但因為 Pearson 曾跌倒造成手腕骨折，令她的重訓計劃受阻，影響復操和復賽的時間表。對於「康復」、「復出」的定義，運動總會、主教練、醫護人員、運動員甚至家長之間一直存在著無限爭議。國寶級運動員的身體和傷患，若果沒有倔強的自私，隨時會被觀眾和贊助商騎劫成公眾利益，名副其實身不由己。

Pearson 在記者會的眼神，除了無奈，還有沉著和堅定，畢竟已經是澳洲田徑隊的「大家姐」很多年了，東京奧運這個江湖，她早已經預訂了自己打滾的位置。

可惜，到了 2019 年 8 月，新冠肺炎還未肆虐影響運動員備戰奧運之際，她便透過澳洲媒體宣布正式退役。原來，除了以上提及的傷患，單在 2019 年，她已經經歷過一次後膕繩肌問題復發，大腿前四頭肌、小腿肌肉撕裂。因為要養這些傷患，運動量不足，阿基里斯腱自然又開始隱隱作痛。

當其他仍在爭取奧運資格的運動員正懊惱怎樣渡過忽然多出的一年奧運週期、苦惱要怎樣訓練維持狀態，以及躊躇著如何預備不知道何時才會恢復的國際資格賽時，Sally Pearson 在 2020 年 7 月做了另一件了不起的事——誕下女兒 Ruby。身為媽媽的她，在社交媒體上大方展現自己因為幸福而脹大了的身軀，不再需要為著自己那零點零幾的體脂而懊惱。雖然她在社交媒體偶爾也會懷緬她的六塊腹肌，但也敵不過一幀幀展現美滿生活的家庭照。

傷患對於運動員可能是事業的終結，但也可以是踏入人生另一階段的契機。

本篇參考資料：

Cook, J. L., & Purdam, C. R.（2009）. Is tendon pathology a continuum? A pathology model to explain the clinical presentation of load-induced tendinopathy. *British Journal of Sports Medicine, 43*（6）, 409–416. https://doi.org/10.1136/bjsm.2008.051193

Cook, J. L., Rio, E., Purdam, C. R., & Docking, S. I.（2016）. Revisiting the continuum model of tendon pathology: what is its merit in clinical practice and research?. *British Journal of Sports Medicine, 50*（19）, 1187–1191. https://doi.org/10.1136/bjsports-2015-095422

Docking, S. I., & Cook, J.（2016）. Pathological tendons maintain sufficient aligned fibrillar structure on ultrasound tissue characterization（UTC）. *Scandinavian Journal of Medicine & Science in Sports, 26*（6）, 675–683. https://doi.org/10.1111/sms.12491

Docking, S. I., & Cook, J.（2019）. How do tendons adapt? Going beyond tissue responses to understand positive adaptation and pathology development: A narrative review. *Journal of Musculoskeletal & Neuronal Interactions, 19*（3）, 300–310.

Kujala, U. M., Sarna, S., & Kaprio, J.（2005）. Cumulative incidence of achilles tendon rupture and tendinopathy in male former elite athletes. *Clinical Journal of Sport Medicine : Official Journal of the Canadian Academy of Sport Medicine, 15*（3）, 133–135. https://doi.org/10.1097/01.jsm.0000165347.55638.23

Malliaras, P., Barton, C. J., Reeves, N. D., & Langberg, H.（2013）. Achilles and patellar tendinopathy loading programmes: a systematic review comparing clinical outcomes and identifying potential mechanisms for effectiveness. *Sports Medicine（Auckland, N.Z.）, 43*（4）, 267–286. https://doi.org/10.1007/s40279-013-0019-z

O'Neill, S., Watson, P. J., & Barry, S.（2015）. Why are eccentric exercises effective for Achilles tendinopathy?. *International Journal of Sports Physical Therapy, 10*（4）, 552–562.

Rio, E., Kidgell, D., Moseley, G. L., Gaida, J., Docking, S., Purdam, C., & Cook, J.（2016）. Tendon neuroplastic training: changing the way we think about tendon rehabilitation: a narrative review. *British Journal of Sports Medicine, 50*（4）, 209–215. https://dx.doi.org/10.1136/bjsports-2015-095215

Rowe, V., Hemmings, S., Barton, C., Malliaras, P., Maffulli, N., & Morrissey, D.（2012）. Conservative management of midportion Achilles tendinopathy: a mixed methods study, integrating systematic review and clinical reasoning. *Sports medicine（Auckland, N.Z.）, 42*（11）, 941–967. https://doi.org/10.1007/BF03262305

Silbernagel, K.G., Crossley, K.M.（2015）. A Proposed Return-to-Sport Program for Patients With Midportion Achilles Tendinopathy: Rationale and Implementation. *Journal of Orthopaedic & Sports Physical Therapy, 45*（11）, 876–886. https://www.jospt.org/doi/10.2519/jospt.2015.5885

那倒塌了的籃球架

一天，診所接到一個因為前膝痛求診的三鐵運動員病人。

前膝痛泛指所有在臏股關節及其周邊的痛症。這些痛症通常都沒有急性扭傷病歷，由小痛慢慢發展成長期痛症。這些痛症一般在影像診斷中沒有任何組織病變，普遍在青少年時期有較高的發病率。患者通常主訴膝蓋在跑步、深蹲時感到痛楚。因為髕股關節和髕股腱（由大腿四頭肌連到小腿脛骨的筋腱）及骨頭下的脂肪墊位置十分接近，有時可能有超過一個狀況同時發生，醫護人員要為治療方案訂立優次。

症狀	髕股關節痛	髕腱病變	脂肪墊夾擠症
病因	下樓梯、跑步（尤其是長跑及下山）、負重運動	跳躍和轉變方向相關動作	長期過度站立或將膝蓋過度伸直的動作
痛楚位置	沒有指定位置，可以在髕骨後任何位置	通常在髕腱和脛骨的接骨點	在髕骨的下沿
腫脹	常見	比較少，但筋腱有可能變粗	下沿或有腫脹
關節聲音	偶有	沒有	沒有
髕骨靈活度	• 有受限 • 比較常見的是因為外側軟組織繃緊故不能向內側推進	有機會正常	正常

痛症成因

確定了髕股關節出現問題後，醫護人員就要檢查痛症成因（詳見 P.208 表 3.1）。

問診過後，直覺是簡單的髕股關節勞損，應該是因為跑步訓練量上升所得來的。後來他換短褲檢查時，即使那時我已經有一定臨床經驗，仍然差點被眼前所見嚇呆了——他兩條大腿上，有兩道很長、很深的疤痕。

「這是我年少無知的印記。」他受傷的故事，是多年前各大報章頭條。

他老爸是長跑好手。那年，他十七歲，唸的中學是學界籃球勁旅，他也是學校泳隊成員，偶爾會跟著老爸路跑比賽。那天，他蹺了補習課和朋友在學校附近的籃球場打球。精力旺盛的他，沒辦法呆坐一整天對著課本，每天總需要「放電」的時刻。

香港一般室外籃球場的籃球架都不適合使用者做灌籃動作，跳得夠高的小伙子，通常都只會「走籃」時順便用手碰一碰籃框，炫耀自己的彈跳力。那天，小子其實早在和朋友射球時已經隱約感到籃球架的鏍絲好像有些鬆脱，但年青人的前額葉未完全發育，做事自然不顧後果。血氣方剛的他繼續全情投入地做灌籃動作，以為自己頂多只是把籃框扯下來，結果很不幸，支撐籃板的兩根柱也應聲向著小子塌下去，整塊籃板鍘在小子兩條大腿上。

因為金屬支架長期日曬雨淋，連接的燒焊位置都生了鏽。金屬疲勞了，當然也想躺下來休息。

	因素	原理	解決方案
近端	髕骨滑動機制失調	• 骨頭外側軟組織綳緊 • 先天性髕骨向頭端傾側	• 手法治療 • 軟組織放鬆 • 貼布治療 • 檢查遠端因素
	股內側四頭肌肌力不足、延遲起動	• 痛楚向中央神經系統傳輸的負反饋	針對性肌力及重力訓練
遠端	大腿骨內旋	• 股骨先天前轉 • 股關節僵硬 • 臀大肌、外旋肌肌力不足及延誤起動	針對性肌力及重力訓練
	膝外翻	• 先天大腿股骨或小腿脛骨外翻 • 股關節僵硬 • 臀大肌、外旋肌肌力不足及延誤起動	針對性肌力及重力訓練 外側四頭肌放鬆
	踝關節下塌及衍生的扁平足問題	• 有踝關節扭傷病史 • 先天結構性扁平足	• 鞋墊 • 貼布治療 • 手法治療 • 足內部小肌肉及腳趾 • 前屈肌的起動和持久力練習
	肌內綳緊	先天及訓練因素導致股四頭肌（quadriceps）、髂脛束（iliotibial band, ITB）相連的張闊筋膜肌（tensor fasciae latae, TFL）、後腿膕繩肌（hamstrings）、後小腿腓腸肌（gastrocnemius）綳緊	伸展及各類筋膜鬆弛

表 3.1 髕股關節不同的痛症成因

他動彈不得，身邊的朋友和旁觀者合力將他救出，連忙叫救護車送他到醫院。媽媽嚇得昏倒了，以前小子的運動傷害最多都是扭傷撞瘀，最嚴重也只是撞傷尾龍骨；這次竟被切斷腿，傷了兩條主血管要緊急進行手術，媽媽簽字同意時，心從手裡抖了出來。

受傷那刻，爸爸在台北跑比賽，沒法立刻回來，所有事情要媽媽獨力承擔。

手術成功後還要躺在床上六個星期，父母親都憂心忡忡。這樣的瘸腿，做完手術後，醫生說有可能變長短腳，他可以重新起來運動嗎？

艱苦的復健治療

肌肉需要尊重骨骼在創傷過後的復原，Parry 及 Puthuchaeary 在深切治療部的研究顯示，一星期的臥床足以令四頭肌力減弱 40%，肌肉大小也會在臥床後四星期減少 23%。肌肉少了刺激，發炎因子繼續吞噬衰老的肌肉細胞，卻沒有新的細胞填補上；胰島素對碳水化合物和脂肪的代謝減慢，變相減少肌肉的能量輸出，也較容易出現肌肉疲勞；肌肉細胞更因此對運動神經元刺激的靈敏度減弱，換言之，患者需要更強的意志力才可以啟動肌肉收縮。

到醫生說可以下床活動時，起初他連撐枴杖的力量都沒有，要借吊機輔助或者水療，減少體重對肌肉和骨骼的負荷。然後他再慢慢進水游泳、落地撐枴杖走路、甩掉拐杖再急步走、跑步、跳躍。飲食方面，他需要攝取足夠蛋白質，狂喝乳清蛋白或一天吃三十顆蛋白。或許是因為經歷過復康過程的磨練，又或許只是因為他沒有特別要專攻哪一項運動，今日他才會以三鐵運動員的身份向我求診。

受傷前他還未成為港隊成員，醫生沒有水晶球，不敢估計他將來在運動事業上可以有多大成就，甚至不敢估計他日後能否過正常生活。

其他的，都變成了歷史。只是，康復後和成為港隊運動員的故事肯定會比臥床的歷史漫長得多。

他的運動員生涯成績不算亮麗，也在完成學業後選擇悄然退役。大家以為他會順勢成為一位三鐵教練，但他沒有選擇退役運動員的順路，反而成為了一名保險經紀。當大家以為保險公司都希望員工永遠發放正能量，努力地消費他如何在重傷後成為港隊運動員的勵志故事時，他卻選擇默默耕耘，最多只是和公司同事返回籃球場，打打「衞生」籃球。

因為他的低調，令這個沒被媒體報道的故事，比新聞報道的更動聽。

本篇參考資料：

Appell, H.（1990）. Muscular Atrophy Following Immobilisation. *Sports Medicine (Auckland, N.Z.)*, *10*（1）, 42–58 . https://doi.org/10.2165/00007256-199010010-00005

Booth, F.W.（1982）. Effect of limb immobilization on skeletal muscle. *Journal of Applied Physiology: Respiratory, Environmental and Exercise Physiology,* 52（5）, 1113–1118. https://doi.org/10.1152/jappl.1982.52.5.1113

Booth, F.W.（1987）. Physiologic and Biochemical Effects of Immobilization on Muscle. *Clinical Orthopaedics and Related Research, 219*, 15-20.

Brukner, P. D., Khan, K. M., Crossley, K. M., Cook, J. L., Cowan, S. M., McConnell, J.（2010）. Ch 28: Anterior knee pain. *Clinical Sports Medicine (3rd Ed.)*. McGraw Hill.

Parry, S. M., Puthuchaeary, Z.A.（2015）. The impact of extended bed rest on the musculoskeletal system in critical care environment. *Extreme Physiology & Medicine*, 4, 16. https://doi.org/10.1186/s13728-015-0036-7

Willy, R. W., Hoglund, L. T., Barton, C. J., Bolgla, L. A., Scalzitti, D. A., Logerstedt, D. S., Lynch, A. D., Snyder-Mackler, L., & McDonough, C. M.（2019）. Patellofemoral Pain. *The Journal of Orthopaedic and Sports Physical Therapy, 49*（9）, CPG1–CPG95. https://doi.org/10.2519/jospt.2019.0302

突然退役，為的是不想突然死亡？

NBA 著名球員 LaMarcus Aldridge 剛剛於 2021 年 3 月才由馬刺轉至網隊，一個月左右「突然」宣布因為心臟問題退役。一個曾經多次入選 NBA 明星隊的傳奇球員，今年轉會就是為了一枚冠軍指環。Aldridge 曾在社交媒體透露最近對壘洛杉機湖人隊時感到心臟不適，他在賽後立即求醫，雖然身體已逐漸康復，但最後仍決定在球會的關鍵時刻選擇退役。

翻查他的傷病紀錄，他在首年 NBA 職業生涯時，早已發現心臟有一種名為 Wolff-Parkinson-White（WPW）的病症，病發後他曾經接受治療。這次宣布退役被認為和他這舊病復發有關。

Wolff-Parkinson-White（WPW）病症

WPW 是心律不正的其中一種。要了解這是甚麼病，首先要從心律如何產生開始説起。

心律首先會從心房的竇房節（sinoatrial node, SA node）開始，電流會傳至房室結（atrioventricular node, AV node）將血液由心房傳至心室。電流會繼續沿希氏束（bundle of His）將心室的血液像擠番茄汁一樣泵到大動脈和大靜脈。

房室結可以調節從竇房節傳到的訊號最後有多少會流到心室肌肉。WPW 患者會從竇房節分支出其他電流，心室遇到電刺激收縮後，電流會經多出的分支回到心室，造成室上性心搏過速（supraventricular tachycardia, SVT）。但當運動員持續在高強度訓練，分支出的電流也會愈多，會造成高達一分鐘跳三百下的心室顫動（atrial fibrillation），再退化成可以致命的心房顫動（ventricular fibrillation），兩者都會導致心臟猝死。

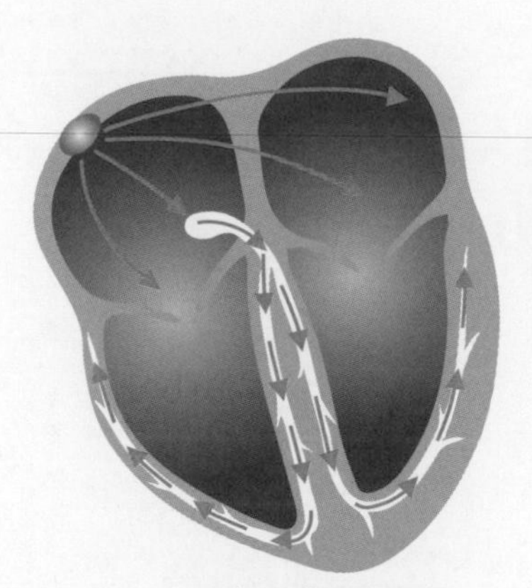

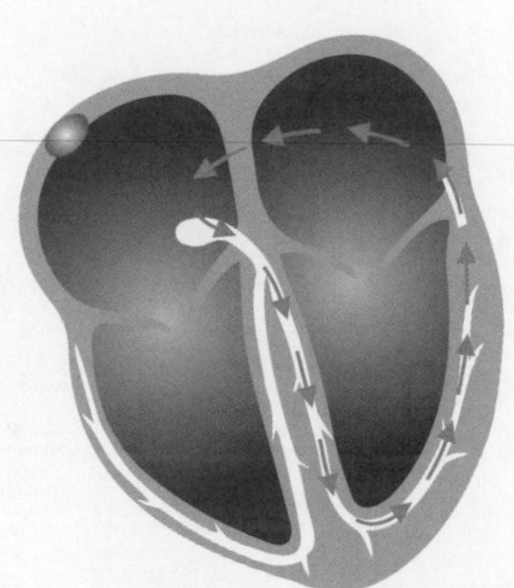

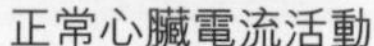

正常心臟電流活動　　WPW患者不正常的心臟電流活動

WPW 的診斷和治療

WPW 的診斷一般都是透過心電圖監察出來，在 NBA 隊伍的季前體檢，靜止和運動心電圖都是指定檢查項目。若果發現有異常情況，隨隊醫師都會轉介心臟專科醫師跟進。如果心臟科醫生想詳細了解導電的路線，會放導管於心臟和食道進行更詳細檢查，透過激發心室顫動，留意多出的心導電路線是否容易迅速傳導干擾電流，但醫師需要向運動員和家長詳細解釋為何沒有症狀的問題卻需要侵入性的檢查。這檢查可以協助心臟科醫師決定是否利用射頻技術，進行導管電氣燒蝕／冷卻術（catheter ablation）。全身麻醉後，醫生將導管從股動脈或頸動脈鑽進心臟內，再注入顯影劑展示血管位置。導管頂端可以感應電流走向，找出引致心律不正的電流後，利用射頻高熱或低溫冷卻技術，將多出的心電導路線燒傷或凍傷形成疤痕，喪失導電功能。現時冷卻術會較常用，因為萬一出錯，醫生可以將心電路線加溫逆轉，再冷卻正確的導電線。此技術成功率極高（92% 至 100%），但也有臨床研究顯示復發率有 13%。

據報 Aldridge 也曾經接受此治療，其後在波特蘭拓荒者、聖安東尼奧馬刺創出一個個職業生涯高峰。

醫學界對於 WPW 的篩檢、預防病發和治療的研究都集中在兒童及青壯年人士，不論有沒有症狀，是否需要導管檢查和進行燒蝕／冷卻術等的課題都瞭如指掌。可是對於三十五歲或以上人士，不論有沒有進行高強度訓練，連心臟科醫師都不敢肯定，再做導管術是否可以讓 Aldridge 在短時間內重返同一季季後賽。理論上，隨著年紀增加，分支的導電路線的心臟導電性能會比年青時減慢，相對在同樣運動強度下應該較為安全，但一般心臟猝死事前都沒有症狀或預兆，死後的驗屍程序也不容易有證據顯示 WPW 就是最直接的死因。

Aldridge 這年剛好三十五歲，加上這次推文所説跟湖人隊比賽時那「驚心動魄」的病發過程，就算他的職業生涯沒有贏過冠軍指環，那又是否值得要用生命去換這指環回來，相信這是專科醫生都不能給予甚麼指引的問題。

他退役的決定可能是回想起自己自出生就已經有心臟問題，是一個在深切治療部用電擊搶救回來的嬰兒。他有幸那一次的電擊，賺來了今天三十多年的時光，成為 NBA 名將。

他也可能回想起自己童年沒有爸爸的日子。出身於貧困家庭，父親酗酒，母親好不容易將父親逐出家門，但母兼父職的日子非常難熬，幸好他的成長過程中有把籃球傳給他的哥哥，也有 NBA 傳奇奧尼爾做他的職業生涯導師。他不想自己分別十歲和十二歲的兒子從小已經沒有母親在身旁，之後更要因為一枚未得到的冠軍指環而失去了有父親相伴的童年。

公布一出，球員和球迷們都紛紛送上祝福，曾經和他在波特蘭拓荒者共事的 Damian Lillard 更公開要求將 Aldridge 在球會的 12 號球衣永久退役，以肯定他對球會的貢獻和殿堂級的地位。

Aldridge 是時候好好想一下，日後不用練球的日子，怎樣過有意義和幸福的人生了。

本篇參考資料：

Baggish, A. L., & Shah, A. B.（2018）. MY APPROACH to the Athlete With Wolff-Parkinson-White Syndrome (WPW). *Trends in cardiovascular medicine, 28*（2）, 154–155. https://doi.org/10.1016/j.tcm.2017.09.005

Golliver, Ben（December 9, 2011）. Blazers F LaMarcus Aldridge Misses Camp, Out 1-2 Weeks After Procedure On Heart. *Blazer's Edge*. Retrieved March 31, 2021.

LaMarcus Aldridge diagnosed with Wolff-Parkinson-White Syndrome.（2007, April 9）. *The Oregonian*.

Leung, L., & Gallagher, M. M.（2020）. Review paper on WPW and athletes: Let sleeping dogs lie?. *Clinical cardiology, 43*（8）, 897–905. https://doi.org/10.1002/clc.23399

Rao, A. L., Salerno, J. C., Asif, I. M., & Drezner, J. A.（2014）. Evaluation and management of wolff-Parkinson-white in athletes. *Sports health*, *6*（4）, 326–332. https://doi.org/10.1177/1941738113509059